图解糖尿病"三五"防糖法

（升级版）

向红丁 主编／北京协和医院糖尿病中心前主任、主任医师

中国轻工业出版社

图书在版编目（CIP）数据

图解糖尿病"三五"防糖法：升级版 / 向红丁主编
.—北京：中国轻工业出版社，2023.10
　　ISBN 978-7-5184-4473-1

　　Ⅰ.①图…　Ⅱ.①向…　Ⅲ.①糖尿病—防治—图解
Ⅳ.①R587.1-64

　　中国国家版本馆 CIP 数据核字（2023）第 116779 号

责任编辑：何　花　　　　责任终审：张乃柬　　整体设计：悦然生活
策划编辑：付　佳　何　花　　责任校对：宋绿叶　　责任监印：张京华

出版发行：中国轻工业出版社（北京东长安街 6 号，邮编：100740）
印　　刷：北京博海升彩色印刷有限公司
经　　销：各地新华书店
版　　次：2023 年 10 月第 1 版第 1 次印刷
开　　本：710×1000　1/16　印张：13
字　　数：200 千字
书　　号：ISBN 978-7-5184-4473-1　定价：49.80 元
邮购电话：010-65241695
发行电话：010-85119835　传真：85113293
网　　址：http://www.chlip.com.cn
Email：club@chlip.com.cn
如发现图书残缺请与我社邮购联系调换
230410S2X101ZBW

　　那些"一脚门里一脚门外"的人要注意了，接下来你的生活方式直接决定了你是在门里还是门外。事实证明，糖尿病是可以预防、可以控制的。所以被糖尿病瞄上的这些人一定不能疏忽大意，别听之任之，重视起来，漂漂亮亮地打一场身体保卫战。

　　已经迈入糖尿病这扇大门的人也不必沮丧，我们应正确看待这件事。其实这是身体向你发送的信号，提醒你接下来要注意调整自己的生活方式，饮食上注意点儿、多动动，能站着的时候就别坐着，能走一走的时候就别站着，这样长期坚持下来，血糖控制住了，照样能拥有高品质的生活质量。

　　不管是年迈的，年幼的，怀胎十月的，还是青壮年，都可以拥有这个远离或者战胜糖尿病的法宝——"三五"防糖法，从认知到饮食、运动、心理调适，再到必要适当的用药，都涵盖其中了。拥有了这件独特的武器，一定能把血糖控制在满意的范围。

　　糖尿病是一种终身疾病，糖尿病患者每天都要通过饮食、运动、监测、药物等手段来控制血糖，所以这是一种不能单纯依赖医生而更多依靠自己的疾病，"三五"防糖法就是让你学会自我管理糖尿病，最大化发挥自己的主动性，积极配合医生的治疗，目的是控制糖尿病的发展。

　　其实不只对于糖尿病患者，"三五"防糖法所传达的健康理念也是每一位健康的人应该具备的，做到这些能预防大部分的生活方式病。

　　谨以本书献给那些不甘于被病痛夺走幸福感的人，也衷心祝愿所有的人都能拥有健康。

向红丁

第一章 糖尿病就潜伏在你我身边

中国成了全球第一的"糖人国" 12

糖尿病患者已超1亿 12

成年人有一半处于糖尿病前期或
属高危人群，自己却并不知情 13

**孕期得了糖尿病，产后得糖尿病的
风险更高** 14

很多"小胖墩"挤到了糖尿病的地
盘上 15

不改变生活方式，每个人都可能得
糖尿病 16

**糖尿病一旦发生将终身为伴，控制
不好会出现并发症** 17

糖尿病一旦得上将如影随形 17

最大的威胁是并发症 17

糖尿病到底是怎么回事 18

糖尿病的几大诱因 18

什么是糖尿病 19

糖尿病的诊断标准 20

哪些人是糖尿病的高危人群 21

糖尿病有哪几个类型 22

"三多一少"，糖尿病的典型症状 23

糖尿病还有哪些蛛丝马迹 24

糖尿病有哪些并发症 25

哪些行为会让糖尿病患者血糖蹿高 26

**糖尿病完全可预防——"三五"防糖
法远离糖尿病** 27

糖尿病的三级预防 27

什么是"三五"防糖法 28

第二章 第一个"五"：预防糖尿病的"五个要点"

第一要点：多懂一点 32

多懂点糖尿病知识 32

认清糖尿病的危害和基本预防方法 32

第二要点：少吃一点 33

减少分量而不减少种类 33

减少热量摄取 34

减少精白米面，多点粗杂粮 34

少吃高脂肪食物，选择低脂、高优
质蛋白质食物 35

少放植物油 35

少吃盐 35

少用添加糖 36

每餐少吃点，七成饱就好 36

第三要点：勤动一点 37

吃动平衡，避免肥胖 37

有氧运动为首选，控体重、防
"三高" 38

肥胖的人，每周 2~3 次抗阻力
练习 38

随时随地做做柔韧性练习 38

每天 6000 步，最好的有氧运动 39

将运动融入生活 40

一周运动方案 41

第四要点：放松一点 43

保持平常心，不得糖尿病 43

挣脱紧张焦虑的束缚 43

第五要点：药用一点 44

糖尿病前期优先进行生活方式干预，
用药需遵医嘱 44

糖尿病前期怎么用药 44

高血压和血脂异常患者要积极用药 44

第三章 第二个"五"：治疗糖尿病的"五驾马车"

如何早期发现糖尿病 46

没有症状的时候，主动做体检，做到
"人找病" 46

出现症状的时候，决不疏忽大意 47

排查糖尿病需要做哪些检查 48

第一匹马：教育心理 50

正确看待糖尿病，得了也不要慌 50

治疗糖尿病需要依靠医生，更要
依靠自己 50

全方位了解糖尿病及治疗方法 50

第二匹马：饮食治疗 51

饮食总原则：全面、均衡、适量 51

总热量控制在多少才能达到理想
体重 52

目录

怎样根据总热量合理搭配一日三餐　54

食物交换份，让你想吃啥就吃啥　55

怎么确定每天吃多少主食　57

三餐之外加两餐，不饿肚子血糖稳　58

蛋白质类食物就选这四类　59

低脂饮食，避免肥胖　59

增加膳食纤维，稳定餐后血糖　60

食物的 GI 值与 GL 值结合使用控

血糖　61

吃水果前要了解的几件事　63

先吃后吃有讲究，餐后血糖不蹿高　64

糖尿病患者别怕多喝水　65

解开饮食治疗的 10 大疑问　66

第三匹马：运动治疗　69

运动控糖的六大好处　69

运动要持续进行才有效　70

哪些糖尿病患者不宜做运动　70

怎样找到适合自己的运动方式　71

怎样确定适合自己的运动强度　73

怎样确定适合自己的运动量　75

运动前要做哪些检查　76

什么时间做运动控糖效果最好　77

如何预防运动中出现低血糖　78

运动中如何补水　78

糖尿病患者运动与用药量的调整　79

怎样边做家务边运动　79

老年糖尿病患者怎样运动　80

儿童糖尿病患者怎样运动　80

妊娠糖尿病患者怎样运动　81

第四匹马：药物治疗　82

什么情况下需要使用药物　82

口服降糖药和胰岛素如何抉择　83

用药时要注意什么　83

常用的口服降糖药速查　84

降糖药什么时候服用效果最好　86

体重正常的 2 型糖尿病患者怎么

用药　87

超重、肥胖的 2 型糖尿病患者怎么

用药　88

胰岛素是治疗糖尿病的有力武器　89

哪些人需要使用胰岛素　89

肥胖的糖尿病患者不宜过早使用

胰岛素　90

怎样避免使用胰岛素后的发胖现象　90

常用胰岛素有哪些类型　91

怎样估算胰岛素的初始用量　92

如何调整三餐前的胰岛素用量　93

如何根据血糖情况调整胰岛素用量　94

胰岛素的注射部位　95

怎样注射胰岛素　96

如何避免因注射胰岛素引起的病菌

感染　97

如何应对注射胰岛素引起的低血糖

反应　97

第五匹马：病情监测　98

病情监测是控制糖尿病的重要手段　98

如何自测血糖　100

糖尿病特殊人群的调养　102

儿童糖尿病　102

老年糖尿病　103

妊娠糖尿病　105

第四章 第三个"五"：远离并发症的"五项达标"

五项达标是控制糖尿病、避免并发症的关键 108
五项都达标，过得好、活得长 108
五项达标包括哪些内容 108

第一达标：体重达标，避免肥胖 110
肥胖会加重胰岛素抵抗 110
防止肥胖要如何合理饮食 111

第二达标：血糖达标，才能完美控制糖尿病 112
血糖控制不良，急性并发症、低血糖找上门 112
养成及时、规律测血糖的习惯 113
糖化血红蛋白监测 113
控制高血糖也要避免低血糖 114

第三达标：血压达标，别让糖尿病遇上高血压 115
糖尿病和高血压是"姐妹病" 115
血压多少算达标 115
监测血压，时时记录，避免高血压 116

第四达标：血脂达标，预防大血管病变 117
预防血脂异常，减少糖尿病血管病变的发生 117
血脂多少算达标 117
调血脂要关注饮食和运动 118

第五达标：血黏度达标，让血管畅通无阻 119
高血黏对糖尿病的不良影响 119
血黏度高怎么办 119

出现了并发症怎么办 121
糖尿病并发血脂异常 121
糖尿病并发高血压 123
糖尿病并发肾病 125
糖尿病并发冠心病 126
糖尿病并发痛风 128
糖尿病并发眼病 130
糖尿病足 131

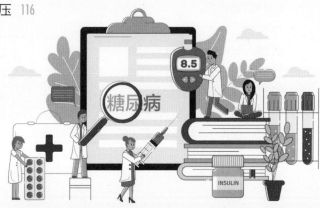

第五章 5

贯彻终身的饮食疗法，到底应该怎么吃

吃好主食谷豆不饿不晕 134
主食粗点儿、杂点儿 134
每天吃多少主食 134
匀主食，巧加餐 135
粗细结合，餐后血糖更平稳 135
可以代替主食的薯类 135
主食干一点，血糖上升慢 136
如何煮粥、喝粥对血糖影响小 136
主食凉凉再吃有助控血糖 136
燕麦 抑制餐后血糖上升过快 137
燕麦饭 137
荞麦 调节胰岛素活性 138
荞麦面煎饼 138
玉米 胰岛素的加强剂 139
小窝头 139
薏米 抑制氧自由基对胰岛
β 细胞的损伤 140
南瓜薏米饭 140
小米 帮助葡萄糖转化成能量，
控制血糖升高 141
小米面发糕 141
黄豆 平稳血糖、改善糖耐量 142
芥蓝炒黄豆 142
黑豆 提高胰岛素敏感性 143
凉拌黑豆 143
绿豆 辅助治疗肥胖症和糖尿病 144

绿豆芹菜汤 144
合理吃肉，控糖不耽误 145
肉类的选择顺序是鱼、禽肉、
瘦畜肉 145
怎么烹调肉类能减少脂肪摄入 145
牛肉 提高机体对葡萄糖的利用 146
山楂炖牛肉 146
鸡肉 增强肌肉和脂肪细胞对
葡萄糖的利用 147
荷兰豆拌鸡丝 147
鸭肉 补充 2 型糖尿病消耗的
B 族维生素 148
双椒鸭丁 148
兔肉 预防负氮平衡，控制血糖
升高 149
芝麻兔肉 149
鳝鱼 具有双向调节血糖的作用 150
韭菜炒鳝丝 150
鲫鱼 促进糖代谢，有助于控糖 151
鲫鱼豆腐汤 151
牡蛎 有助于调理糖尿病周围神经
病变 152
牡蛎煎蛋 152
扇贝 预防胰岛 β 细胞氧化破坏 153
蒜蓉蒸扇贝 153

CONTENTS

多吃蔬菜，低热量、不肥胖 154
蔬菜摄入量保证每日 500 克 154
吃蔬菜遵循"彩虹效应" 154
深绿色蔬菜占一半，控糖更有力 154
有些蔬菜可充当水果零食 154
搭配菌菇类，帮助降脂降压 155
蔬菜大块烹调急火快炒，营养更好 155
进食淀粉多的蔬菜，要减少主食量 155
大白菜 保护胰岛细胞免受自由基
的侵害 156
大白菜心拌海蜇 156
芹菜 减少患者对胰岛素的用量 157
菠菜芹菜汁 157
菠菜 延缓餐后血糖上升，使血糖
保持稳定 158
菠菜拌绿豆芽 158
黄瓜 抑制糖类转变成脂肪 159
黄瓜拌木耳 159
苦瓜 控血糖、修复胰岛 160
凉拌苦瓜 160
番茄 提高胰岛素受体敏感性 161
番茄炒丝瓜 161
茄子 保护胰岛细胞 162
蒜泥茄子 162
洋葱 刺激胰岛素的合成和分泌 163
洋葱炒鸡蛋 163
胡萝卜 预防糖尿病慢性心血管
并发症 164
胡萝卜炒肉丝 164
山药 控制餐后血糖上升速度 165
番茄炒山药 165

红薯 改善胰岛素敏感性 166
荷香小米蒸红薯 166
香菇 促进肝糖原合成，减轻
糖尿病症状 167
香菇油菜 167
木耳 修复受损的胰岛细胞 168
素烧双耳 168
海带 助力控糖 169
胡萝卜炒海带丝 169
科学吃水果，血糖不蹿高 170
能不能吃水果取决于血糖控制情况 170
水果最好当加餐，两餐之间吃 170
高糖水果要少吃，并避开最甜的
部分 170
每天能吃多少水果 170
能喝果汁吗 170
90 千卡热量相当于吃多少水果 171
苹果 有助于维持胰岛素敏感性 172
苹果玉米汤 172
柚子 改善胰岛素敏感性 173
双丝拌柚块 173
橘子 促进组织对葡萄糖的利用 174
番茄橘子汁 174
猕猴桃 促进组织对葡萄糖的利用 175
西芹猕猴桃汁 175
蛋、奶、其他类，为控糖出力 176
蛋类每周吃多少，要不要去蛋黄 176
喝牛奶补充优质蛋白质，预防骨质
疏松 176
坚果作加餐，补充矿物质 176

鸡蛋 补充慢性病消耗的营养　177
鲜虾蒸蛋　177
牛奶 促进胰岛素正常分泌　178
牛奶玉米汁　178

核桃 缓解胰岛素抵抗　179
核桃仁扒大白菜　179
醋 有助于抑制血糖上升速度　180
醋熘大白菜　180

第六章　运动是最好的降糖药，怎样做安全又有效

运动需要注意的事项　182
糖尿病患者的运动"三部曲"　182
运动时要随身携带的三样东西　184
运动过程中要及时补水　184
糖尿病患者运动后要注意什么　185
利于控糖的有氧运动　186
散步：减轻胰岛负担　186
慢跑：控体重、控血糖　187
快走：燃烧脂肪　188
踢毽子：锻炼全身　188
八段锦：增加热量消耗，防肥胖　189
游泳：提高胰岛素作用　193
骑自行车：改善糖代谢　195
乒乓球：控制体重、促进糖代谢　196
羽毛球：改善胰岛素敏感性　196
腹肌练习操：调节血脂　197
地板游泳操：减少脂肪堆积　198

分腿深蹲：减少内脏脂肪堆积
蝗虫功：促进基础代谢　201
猫伸展式瑜伽：收紧腹肌消脂肪　202
虎式瑜伽：减少脂肪堆积　203
杜鹃式瑜伽：改善疲劳助调养　204
简单易做的控糖小动作　205
椅子健身法：轻松消脂控血糖　205
踏车运动：燃烧脂肪控体重　206
仰头、屈肘、扭腰运动：活跃全身
调血糖　206
睡前枕头操：平稳血糖促睡眠　207
双臂舒展：瘦身又控糖　208

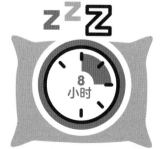

第一章
糖尿病就潜伏
在你我身边

1

中国成了全球第一的"糖人国"

糖尿病患者已超 1 亿

中国人大大扩充了世界糖尿病的队伍

据《中国居民营养与慢性病状况报告（2020）》显示，目前，我国 18 岁以上成人的糖尿病患病率为 11.9%，居全球首位，中国已经成为世界第一的糖尿病大国。

更可怕的是，中国的糖尿病发病现状有愈演愈烈的态势。看看我国糖尿病的特点，值得每一个人深思。

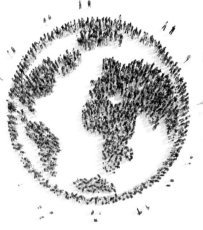

持续上升，预计 2045 年将达到 **1.74** 亿

截至 **2021** 年，全球有 **5.37** 亿糖尿病患者

截至 2021 年，我国约有 **1.4** 亿糖尿病患者

中国糖尿病的群体特征

患者多、增长快

糖尿病患者总数已超 1 亿，增长速度非常快，致病因素广泛流行，但知晓率低。

庞大的后备军

糖尿病"后备军"是指糖尿病前期患者和高危人群，这些人如果不积极行动起来，很快会迈入"正规军"的队伍中来。

以 2 型糖尿病为主

患者越来越年轻化：30 岁以前，甚至 20 岁以前的糖尿病患者越来越多，连儿童都加入到了这个行列。

成年人有一半处于糖尿病前期或属高危人群，自己却并不知情

　　血糖不正常但还没发展到糖尿病的阶段，被称为"糖尿病前期"；血糖正常但有得糖尿病高危因素的人群称为高危人群。处于糖尿病前期的人，患病概率比普通人要高很多，如果对血糖情况不加以干预，则极易得糖尿病，是名副其实的糖尿病后备军。

　　有调查显示，目前我国成年人中处于糖尿病前期的比例高达 50.1%，全国约有 1.5 亿的人是 2 型糖尿病的"候选人"。

每 2 个成年人中，
就有 1 个属于糖尿病前期！

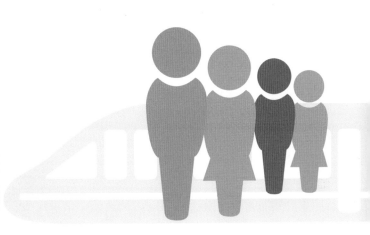

相当于：一节拥挤的车厢内，有一半的糖尿病预备军，可是他们可能浑然不知。

如果不重视起来并及时改变生活习惯，这些糖尿病候选人将来发展成糖尿病患者的可能性高达 30%。

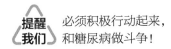 提醒我们　必须积极行动起来，和糖尿病做斗争！

小知识

世界糖尿病日

　　自 1991 年开始，每年的 11 月 14 日被定为世界糖尿病日，2007 年改为联合国糖尿病日。糖尿病日的确定是为了让世界所有国家加强对糖尿病的宣传教育、防治和监测，提高对糖尿病的认识，推动国际糖尿病防治事业的开展。

　　每年的糖尿病日都有特定的主题口号，1995 年是"糖尿病和教育，降低无知的代价"，2015 年是"享健康、乐生活、创未来"，2021 年是"人人享有糖尿病健康管理"，2022 年是"教育保护明天"。

孕期得了糖尿病，
产后得糖尿病的风险更高

近几年，女性在妊娠期得糖尿病的越来越多，已达到 6%~7%。这是因为孕妈妈体内激素水平发生变化，加上孕期大吃大喝，体重增长过快，会使胰岛控制血糖的能力降低。妊娠糖尿病会给妈妈和宝宝的健康带来威胁。

妊娠糖尿病是指在怀孕期间得上糖尿病。

怀孕之前就患糖尿病

妊娠糖尿病

仍患糖尿病

生完孩子

怀孕之前未患糖尿病，怀孕期间得了糖尿病

—— 特别提示 ——

孕期一定要加强锻炼，不是吃得越多越好，也不是越胖越好，要注意监测体重，避免妊娠糖尿病的发生。

糖尿病可能痊愈。但是相比妊娠期没得糖尿病的人，将来得糖尿病的概率比较大，因此即便痊愈了，也一定要加以注意。子女长大后罹患糖尿病的概率也比普通人要高

糖尿病具有遗传性，一个人得了此病，就给整个家族带来了糖尿病家族史，增加了下一代罹患此病的风险。

有研究显示，一个家庭中，母亲患糖尿病的，比父亲患糖尿病的遗传给子女的概率更大。

母亲妊娠期患糖尿病，所生的孩子在青少年时期患糖尿病的概率会增大。

妈妈，我不想当"小糖人"

糖尿病

很多"小胖墩"挤到了糖尿病的地盘上

在人们印象中糖尿病好像是成年人、老年人的专利，可近年来，糖尿病呈现出低龄化趋势，越来越多的青年甚至儿童都成为糖尿病的受害者。

糖尿病在儿童各阶段均可发病，从新生儿到几岁、十几岁的年龄中均可出现。

1 型糖尿病和 2 型糖尿病中都有儿童的身影

过去儿童得的几乎都是 1 型糖尿病，近年来 2 型糖尿病队伍中也出现了儿童的身影，并在总发病率上有超过 1 型糖尿病之势。1 型糖尿病主要是遗传因素影响。2 型糖尿病除遗传因素外，与饮食、运动也有直接关系。而父母的生活方式对孩子的影响是最大的，因此预防儿童、青少年糖尿病，首先是父母应该有健康的生活方式。

父母要带领孩子多吃蔬菜、粗粮，限制快餐、碳酸饮料、甜点等高糖、高脂肪的食物，多吃高膳食纤维食物。

胖孩子的共同爱好

如今，罹患 2 型糖尿病的胖娃娃越来越多。仔细分析不难发现，现在的孩子，从婴幼儿开始，连喝水这件简单的事情，都被可乐、雪碧、果汁等取代，汉堡、甜点等也常被大人当作奖励而不断给予；现在孩子们坐着看电视、手机、电脑的时间越来越多，占据了大量本该跑跑跳跳的童年时光。这些原因共同作用，导致"小糖人"越来越多。而父母对这些不良习惯的纵容和娇惯又把孩子向肥胖的地盘上推了一把。

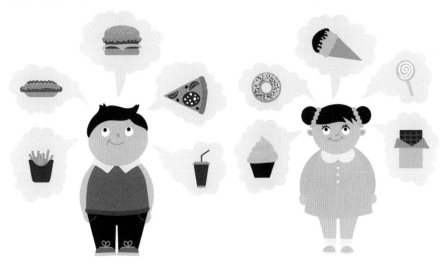

不改变生活方式，每个人都可能得糖尿病

不良的生活方式是导致糖尿病的重要因素。进食太多、活动太少，膳食中热量摄入过多，尤其是加工糖、脂肪摄入过多，加上吸烟、饮酒、熬夜等不良习惯，导致糖尿病人群日益增加。

上述这些不良的生活习惯又是现代人的通病，所以不改变生活方式，每个人都有可能面临患糖尿病的风险。

这些饮食习惯让你具备糖尿病"潜质"

脂肪太多，营养太少

做菜总是多放油，高脂肪食物和加工食品吃得太多，肥胖风险增加，而肥胖是糖尿病的危险因素。

"精白"太多，全谷太少

精白米面吃得太多，维生素和矿物质摄入不足，直接后果是肥胖、糖尿病越来越多。

蔬果太少，奶豆太少

摄入热量太多、盐分太多，加上蔬果，奶类、豆制品摄入不足，这大大催生了高血压、血脂异常等慢性病，而这些慢性病极易引发糖尿病。

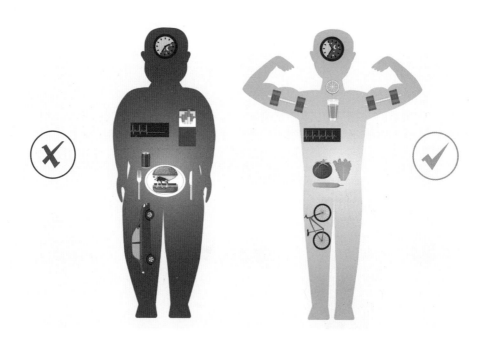

糖尿病一旦发生将终身为伴，控制不好会出现并发症

糖尿病一旦得上将如影随形

糖尿病到目前为止还是一种终身性疾病，无法根治。所以也提醒糖尿病患者，任何宣扬糖尿病能根治的药方神方都是骗人的，不要轻信。但是也不要因此灰心丧气，只要控制得当，糖尿病患者同样可以享受美好人生。

比如，一些病情较轻的患者，通过调整饮食、运动，改变不良的生活习惯等，往往不用药也能将血糖控制在合理的范围，不影响寿命。但这种控制和治疗是终身的，不能松懈、不能半途而废，要一直坚持。

而对于一些病情稍重的患者，可以通过饮食、运动、监测、心理调适等方法来控制血糖，并在必要的情况下配合医生使用药物，控制血糖，降低并发症的发生发展。

最大的威胁是并发症

糖尿病虽然可怕，却可以防治。一旦得上糖尿病则要避免病情恶化得并发症，因为糖尿病的真正可怕之处其实是并发症，致残率和死亡率很高。

糖尿病可引发的并发症有急性和慢性之分。急性并发症一般来得突然，极易威胁生命。慢性并发症一般发生隐匿，如果不注意监测，可导致残疾或早亡。

控制并发症是每个糖尿病患者必须要做的，因为它的危害比糖尿病本身严重得多。它是患者致残、致死的主要因素。

那么如何预防不得并发症呢？那就是我们后文中要学习的"五驾马车"理论。

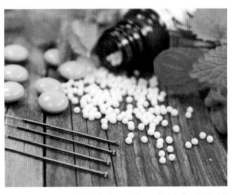

随着生活方式的改变，糖尿病的发病率越来越高，我们每个人都应该关注糖尿病，筑起预防糖尿病的健康防线

糖尿病到底是怎么回事

糖尿病的几大诱因

遗传因素

糖尿病具有家族遗传性，一般来说，2型糖尿病的遗传性比1型糖尿病更明显。注意，遗传的不是糖尿病本身，而是糖尿病的易感性。父母均有2型糖尿病，子女患病的可能性明显增加，当然这并不是必然的。

环境因素

在遗传因素的基础上，环境因素作为发病原因在糖尿病发病中占有非常重要的位置。环境因素包括：空气污染、噪声、工作压力等，这些因素诱发基因突变，当突变基因达到一定程度即引发糖尿病。

肥胖

肥胖是引发糖尿病的重要因素之一。肥胖者体内的脂肪总量增加，而脂肪细胞表面的胰岛素受体数目减少，使之对胰岛素的敏感性降低，最终引发糖尿病。

运动不足

随着社会的发展，脑力劳动者越来越多，更多的人"勤于思而懒于行"，这也给糖尿病提供了可乘之机。

饮食结构不合理

随着生活水平的提高，人们的饮食结构多以高热量、高脂肪为主。而热量摄入超过消耗量，造成脂肪堆积，使肥胖和糖尿病队伍进一步壮大。

不良情绪

人体胰岛素分泌的多少，除了受有关内分泌激素和血糖等因素的调节外，还受植物神经功能的影响。当人处于紧张、焦虑、恐惧或受惊吓等状态时，交感神经兴奋，会直接抑制胰岛素分泌；同时促使肾上腺素分泌增加，间接抑制胰岛素分泌。如果不良情绪长期存在，则可能引起胰岛 β 细胞功能障碍、胰岛素分泌不足的情况长期存在，进而引发糖尿病。

生活不规律

经常应酬，吃饭没规律，饥一顿饱一顿，要么连续熬夜，要么周末大睡不起，这些不良的生活习惯都为糖尿病埋下了隐患。

 小知识

在糖尿病的诱因中，大部分是可以通过改变生活方式避免的，所以说糖尿病是严重但又可控可防的疾病。控制体重、平衡膳食结构、保持乐观心态等，都是防控糖尿病的健康生活方式。

什么是糖尿病

糖尿病是一种以高血糖为特征的代谢性疾病。这是遗传因素和环境因素共同作用而导致的一种慢性病，主要分为1型糖尿病和2型糖尿病两种类型。

1型糖尿病

与免疫异常有关，发病年龄轻，大多不到30岁，表现为多饮、多尿、多食、体重明显下降（即"三多一少"），血糖水平高。

2型糖尿病

与代谢异常有关，常见于中老年人，肥胖者发病率高，常伴有高血压、血脂异常、动脉硬化等疾病。

胰岛素作用不足或能力变差，是发生糖尿病的根本原因

胰岛素是人体内唯一的降糖激素。如果胰岛素分泌不足，或者胰岛素作用变差（也称为"胰岛素抵抗"），会导致糖代谢紊乱和血糖升高，同时伴随脂肪、蛋白质，甚至水、盐、酸碱代谢紊乱。如果糖尿病病情控制不佳，可能会导致血管和神经病变。

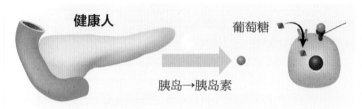

健康人 葡萄糖 胰岛→胰岛素

胰岛素与胰岛素受体正常结合才能使葡萄糖顺利进入体内，并转换成身体所需的热量

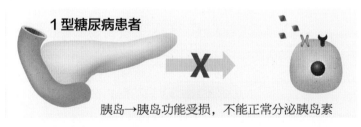

1型糖尿病患者 胰岛→胰岛功能受损，不能正常分泌胰岛素

葡萄糖无法顺利进入体内，无法转换为身体所需的热量

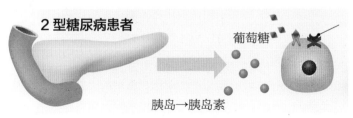

2型糖尿病患者 葡萄糖 胰岛→胰岛素

遇胰岛素抵抗，胰岛素受体对葡萄糖的利用能力减弱，常伴有胰岛素分泌不足

糖尿病的诊断标准

糖尿病的诊断主要是通过监测血糖水平，因此诊断糖尿病的依据是血糖值升高并超出正常值。

除了血糖之外，糖尿病的检查手段还有尿常规、血胰岛素、血脂、血黏度等，但是只有血糖是唯一靠得住的指标。不查血糖或糖化血红蛋白（HbA1c）就诊断糖尿病，是极其错误和危险的。

**血糖（单位：毫摩 / 升）是诊断糖尿病的唯一标准
尿糖只是辅助检测手段**

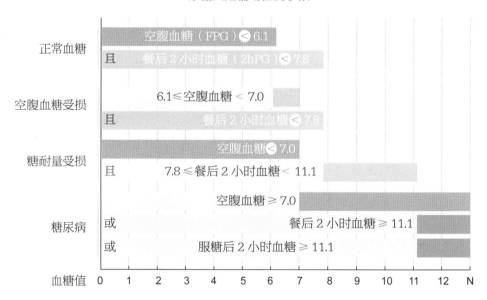

正常血糖	空腹血糖（FPG）< 6.1	
	且 餐后 2 小时血糖（2hPG）< 7.8	
空腹血糖受损	6.1 ≤ 空腹血糖 < 7.0	
	且 餐后 2 小时血糖 < 7.8	
糖耐量受损	空腹血糖 < 7.0	
	且 7.8 ≤ 餐后 2 小时血糖 < 11.1	
糖尿病	空腹血糖 ≥ 7.0	
	或 餐后 2 小时血糖 ≥ 11.1	
	或 服糖后 2 小时血糖 ≥ 11.1	

血糖值 0 1 2 3 4 5 6 7 8 9 10 11 12 N

大医生告诉你

诊断糖尿病，餐后血糖甚至比空腹血糖更重要

糖尿病诊断首先必须查空腹血糖，它能反映自身胰岛素分泌情况。这里的"空腹血糖"是指过夜后早晨空腹状态的血糖，通常指至少 8 小时未进食任何食物；午饭前及晚饭前血糖仅可称为"餐前血糖"，并不是空腹血糖。

而餐后 2 小时血糖也不能省略，因为有的 2 型糖尿病患者，空腹血糖不高，餐后 2 小时血糖却很高，如果不查餐后 2 小时血糖就会造成漏诊。也可以说，**单凭空腹血糖不高就排除糖尿病是不正确的**。这里的"餐后 2 小时"是从吃第一口饭算起的。

哪些人是糖尿病的高危人群

有些人虽然目前血糖值正常，但如果不及时进行饮食调理、体育锻炼等，也会受到糖尿病的骚扰。归归类，看看你在不在此行列。以下几类人群尤其要引起足够的重视。

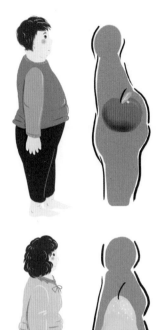

40 岁以上人群

即便血糖值正常也属于糖尿病高危人群。

有糖尿病家族史者

父母、子女患有糖尿病的要格外注意，糖尿病有遗传倾向。高血糖者：曾有过血糖高、尿糖阳性的人。夫妻之间如果有一方得了糖尿病，另一方也要注意，因为长期相似的饮食和生活习惯极易导致相同的疾病发生。

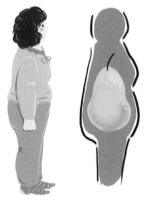

孕期曾血糖升高或生了巨大儿的女性

孕期营养过剩，导致体重增加过多、血糖升高，甚至生出巨大儿（出生体重 ≥ 4 千克），这些女性将来得糖尿病的概率非常高。

出生时体重不足 2.5 千克的孩子

低体重出生儿（出生体重 < 2.5 千克）将来得糖尿病的概率比较高。

苹果形肥胖，脂肪多囤积在腰腹部，特别容易引起胰岛素抵抗相关疾病，比如糖尿病、高血压、血脂异常等。梨形肥胖者如不加以控制，也会发生胰岛素抵抗相关疾病

肥胖者

男性腰围 ≥ 90 厘米，女性腰围 ≥ 85 厘米即为肥胖，这类人群比正常体重者患糖尿病的概率要高，要注意控制体重。

代谢综合征患者

代谢综合征是高体重、高血糖、高血压、高血脂、高血黏度、高尿酸、高脂肪肝发生率、高尿白蛋白、高胰岛素血症这 9 个"高"的统称，一个人如果同时具备其中的 3 个或 3 个以上，就是代谢综合征了。代谢综合征患者即便血糖不高，也有极大的风险罹患糖尿病。

糖尿病有哪几个类型

根据 1997 年国际糖尿病联盟和世界卫生组织公布的分类方法，糖尿病分为以下四个类型。

1 型糖尿病

主要人群： 1 型糖尿病又叫青年发病型糖尿病，常在 35 岁前发病，多见于儿童和青少年。

症状特点： 患者往往起病急，"三多一少"症状比较明显，容易发生酮症酸中毒。许多患者都以酮症酸中毒为首发症状。

2 型糖尿病

主要人群： 2 型糖尿病也叫成人发病型糖尿病，多在 35 岁之后发病，以超重或肥胖的中老年人居多，占糖尿病患者的 90% 以上。

症状特点： 多数起病缓慢，"三多一少"症状较轻或者不典型，早期也可以没有任何不适症状，较少出现酮症酸中毒现象。

妊娠糖尿病

主要人群： 该病多发生在有糖尿病家族史、肥胖、高龄的孕妇中。

症状特点： 随着分娩的结束，多数妊娠糖尿病患者血糖可恢复正常，但仍有近 1/3 的患者在未来的 5~10 年会发展为永久性糖尿病。

特殊类型糖尿病

主要人群： 主要包括遗传性 β 细胞缺陷、胰腺疾病、内分泌疾病以及药物因素所致的糖尿病。

症状特点： 对明确病因的糖尿病，要注意原发病的治疗。

2 型糖尿病分哪几个阶段

一般来说，2 型糖尿病的发病过程分为三个阶段。糖尿病虽不能根治，但是如果及早预防，在第一、第二阶段采取相应对策，完全可以避免进入第三阶段。

第一阶段：高危人群阶段

是指目前血糖正常但是得糖尿病的可能性非常大的人群，这类人群一定要重点预防，如果没有及时预防，血糖就会一定程度地升高，进入糖尿病前期阶段。

第二阶段：糖尿病前期

出现空腹血糖受损（IFG）和糖耐量受损（IGT）两种情况，但是还没有达到糖尿病的诊断标准。

第三阶段：临床糖尿病阶段

进入糖尿病阶段后，病情就只能控制不能根治了，但预防并发症仍然是重要内容。

"三多一少"，糖尿病的典型症状

了解糖尿病的典型症状，发现糖尿病的蛛丝马迹，从而及早发现糖尿病，及早防治。这里重点说一下糖尿病的典型症状"三多一少"。

吃得多

多食，指吃得多。由于大量尿糖流失，机体处于半饥饿状态，热量缺乏使食量增加。同时又因高血糖刺激胰岛素分泌，因而患者易产生饥饿感，食欲亢进，食物摄入量倍增。

尿得多

多尿，指尿量增多，每昼夜尿量可达 3000～5000 毫升，甚至可达 10000 毫升以上。排尿次数也增多，一两个小时就可能小便一次。血糖越高，尿糖排泄越多，尿量也就越多。

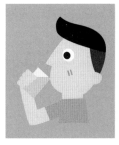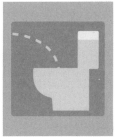

"尿得多"和"喝得多"这二者的关系是，尿得多导致不得不喝得多，而不是喝得多导致尿得多，有 2/3 的糖尿病患者有这两个症状

喝得多

多饮，指喝水喝得多。由于多尿，体内水分流失过多，易发生细胞脱水，从而刺激神经中枢，出现烦渴多饮的现象，饮水量和饮水次数都增多。排尿越多，饮水也越多。

体重和体力下降

体重和体力下降，也有的人习惯表达为"消瘦"，但是不够精准。对于一个本来比较胖的人来说，突然体重开始明显下降，虽然还没达到消瘦的程度，但是往往已经得了糖尿病，从这个意义上说，"体重下降"的说法更准确。体力下降就是总感觉累，特别是腿特别累，甚至上个楼都明显感觉力不从心，回到家里也什么都不想干。

如果说多饮、多尿、多食不是每个人都有的话，那么体重和体力下降则是每个糖尿病患者都会有的症状，一定要加以重视。

大医生告诉你

多尿和尿频是两回事儿

多尿和尿频要分开。多尿是指尿量大，尿频则主要指尿次多。比如你原来不起夜，现在每夜要起来一两次；再比如你原来一天尿 10 次，现在每天要尿 12～14 次。如果尿次多，每次尿量特别少，这是尿频，属于泌尿系统疾病，与糖尿病可能无关。

糖尿病还有哪些蛛丝马迹

糖尿病患者不一定都有上节说到的"三多一少"的症状，特别是 2 型糖尿病，一般没有特别明显的症状，甚至完全无症状，需要通过体检或其他相关检查才会被发现。以下是糖尿病的非典型症状，有助于判断是否得了糖尿病。

视力下降或视物模糊：糖尿病可以损坏眼部毛细血管，引起糖尿病性视网膜病，导致视力下降、视物模糊，甚至失明。

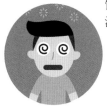

低血糖反应：午饭前或晚饭前饥饿难忍、心悸、出汗，进食后有所好转。

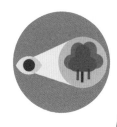

是否得了糖尿病

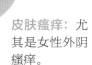

皮肤瘙痒：尤其是女性外阴瘙痒。

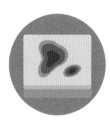

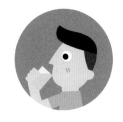

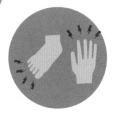

易感染：糖尿病可使白细胞的防御和吞噬能力降低，高糖又有利于致病菌生长，常使皮肤、口腔、肺脏、尿道、阴道等组织器官发生感染。所以，反复发生感染，且长时间不愈，治疗效果不佳者，应去医院检查尿糖和血糖。

口腔症状：口干口渴、口腔黏膜瘀点、水肿、烧灼感。

手足麻木：当出现手脚麻木及发抖、手指活动不灵及阵痛感、剧烈的神经炎性脚痛或腰痛、不想走路、夜间小腿抽筋等情况时，应当立即去医院检查，不可拖延。

糖尿病有哪些并发症

脑血管系统病变

脑血管病变主要包括脑动脉硬化、脑出血、脑卒中等。

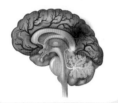

眼部病变

双眼视力下降，严重时可致失明。早期患者多无明显自觉症状，最好的防治办法是定期查眼底。

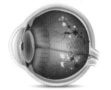

心血管系统病变

糖尿病心血管疾病的发生率很高，比如高血压、冠心病等。

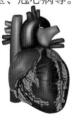

神经系统病变

症状主要包括感觉障碍、运动障碍、植物神经功能紊乱、精神障碍等，60％以上的糖尿病患者有此病变。

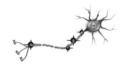

肾脏病变

糖尿病肾脏病变是常见的并发症，是造成肾衰竭的主要原因。

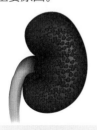

外周血管系统病变

表现为下肢血管病变，出现四肢发冷，行走时四肢胀痛的现象。

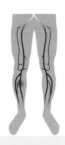

足部病变

糖尿病足是最严重和治疗费用最高的慢性并发症之一，表现为足部感觉丧失、疼痛、溃疡，严重者可致截肢。

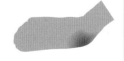

哪些行为会让糖尿病患者血糖蹿高

糖尿病患者的血糖异常不仅表现为血糖升高，还伴有血糖波动幅度增大，了解并避免这些情况的出现，才能维持血糖的平稳。

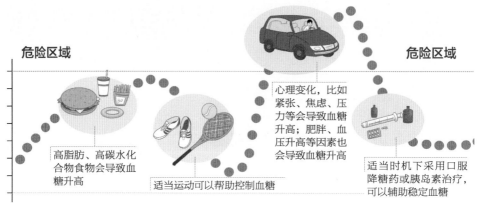

平衡饮食、少食多餐、粗细结合，有助于血糖平稳

此外，血糖还受以下因素影响。

气候因素：寒冷刺激可使肾上腺素分泌增多，肝糖原输出增加，肌肉对葡萄糖的摄取减少，从而使血糖升高，病情加重。

炎症：感冒或感染会使血糖升高。

应激：外伤、手术、严重精神创伤、呕吐、失眠、生气、劳累、心肌梗死等应激情况都可使血糖升高。

药物剂量不足：有的患者感觉症状好转就自行停药或减少药量。

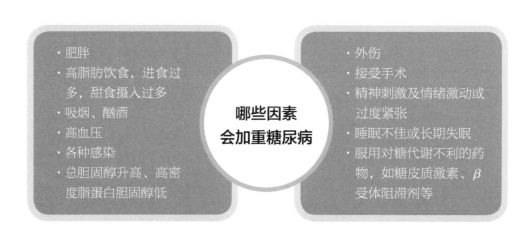

糖尿病完全可预防——
"三五"防糖法远离糖尿病

糖尿病的三级预防

"三级预防"其实就是让没得糖尿病的人不得或晚得病；让糖尿病患者不出现或晚出现并发症；让出现并发症的糖尿病患者不残疾、不早亡，提高生活质量。

一级预防

一级预防是预防糖尿病的发生。首先是健康人群要认识并了解糖尿病，改变不良的生活习惯，合理饮食、适量运动、戒烟限酒、保持心情愉悦，定期体检，一旦发现异常，及早施行干预。其次是糖尿病高危人群要重视筛查，以尽早发现蛛丝马迹。

二级预防

二级预防是让已诊断为糖尿病的患者预防并发症，即加强对糖尿病并发症的了解，掌握有关知识，积极开展非药物治疗，自我监测血糖；已经进行胰岛素治疗的人，应学会调整胰岛素用量。

2型糖尿病患者要定期进行糖尿病并发症以及相关疾病的筛查，了解有无糖尿病并发症以及因糖尿病引发的疾病或代谢紊乱，如高血压、血脂异常或心脑血管疾病等，以及时采取相应的治疗措施，从而达到全面治疗的目的。

三级预防

三级预防主要针对已经出现并发症的糖尿病患者，目的是治疗糖尿病和并发症，以防止患者出现残亡等严重后果。

通过有效的治疗，慢性并发症的发展在早期是可能终止或逆转的。

1. 预防失明：定期进行眼底检查。
2. 预防肾衰竭：严格控制血糖和血压，适当限制蛋白质摄入。
3. 预防严重的周围神经病变：使用药物要严格、平稳控制血糖，减轻周围神经病变的可能。
4. 预防严重的糖尿病足病变：教会糖尿病患者控制病情和保护足部。

大医生告诉你

糖尿病患者能否结婚或生育

糖尿病具有遗传性，那么糖尿病患者如何面对婚育问题呢？在良好的血糖控制下，糖尿病患者可以跟正常人一样生活，一般男性糖尿病患者在婚育方面没有特殊要求，而女性糖尿病患者要怀孕则宜早不宜晚，因为随着病程的延长，并发症发生的概率就越高，晚生风险比较大。同时，一定要在血糖控制满意的时候再怀孕，并且整个妊娠期都要密切监测血糖，遵医嘱进行饮食、运动、胰岛素治疗等相应处理，做到这些是可以顺利生下一个健康宝宝的。

什么是"三五"防糖法

糖尿病是一种可防可控的疾病,践行"三五"防糖法,可以达到防与控的效果。

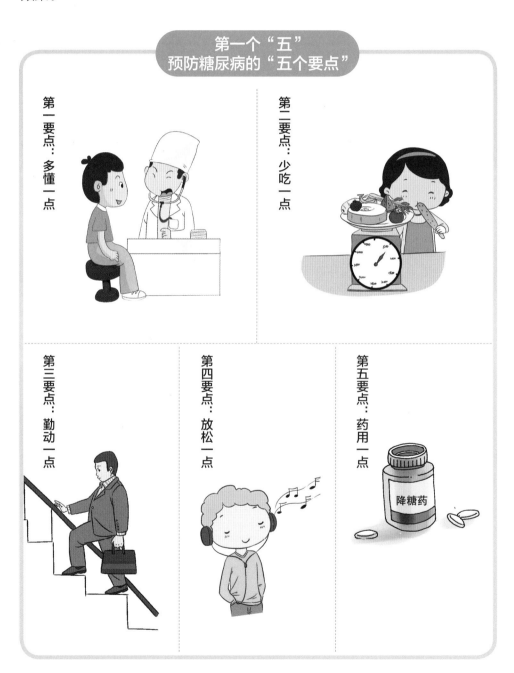

第一个"五"
预防糖尿病的"五个要点"

第一要点:多懂一点

第二要点:少吃一点

第三要点:勤动一点

第四要点:放松一点

第五要点:药用一点

降糖药

第二个五
治疗糖尿病的"五驾马车"

第一匹马：教育心理

第二匹马：饮食治疗

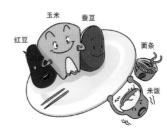

玉米　蚕豆

红豆

面条

米饭

第三匹马：运动治疗

第四匹马：药物治疗

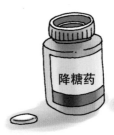

降糖药

第五匹马：病情监测

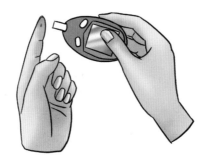

第三个五
远离并发症的"五项达标"

第一达标：
体重达标，避免肥胖

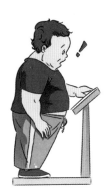

第二达标：
血糖达标，才能完美控制糖尿病

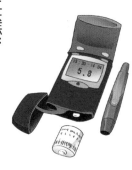

第三达标：
血压达标，别让糖尿病遇上高血压

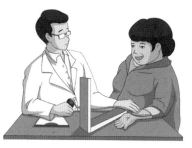

第四达标：
血脂达标，预防大血管病变

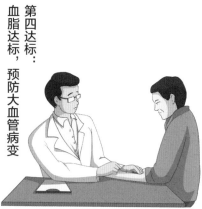

第五达标：
血黏度达标，让血管畅通无阻

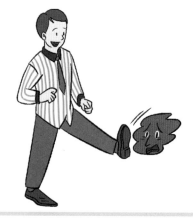

第二章

第一个 "五"：
预防糖尿病的
"五个要点"

2

第一要点：多懂一点

多懂点糖尿病知识

多懂一些糖尿病的知识才能做到知己知彼。可以通过书籍、报刊、电视节目、讲座和广播等多了解有关糖尿病的相关知识，从而拓展自己的知识面，增加基本知识储备。这些知识对预防和治疗糖尿病很有用。

虽然"糖尿病"这个词大家貌似熟悉，但是关于糖尿病的知识，很多人了解得并不透彻，很多时候还会被一些以讹传讹的信息误导。因此，无论糖尿病患者还是健康的人，都应该对糖尿病有更深入的了解——要想远离疾病困扰，先从了解它开始，并且要能够分辨各种信息的真伪。

认清糖尿病的危害和基本预防方法

注意引发糖尿病的各种原因，及时做好预防工作，把危害降到最低。对糖尿病的危害多懂一些，可以做到有备无患。对基本的预防方法胸有成竹，能够更有的放矢，筑起预防糖尿病的坚固城墙。

预防工作包括科学饮食、合理运动和建立良好的生活习惯，比如不吸烟、不酗酒、不熬夜等，及早践行这些内容，不仅仅可以预防糖尿病，还可以预防其他慢性病。

大医生告诉你

定期体检，咨询医生

定期体检可以了解身体状况，医生也会根据体检结果给出调整建议，这都是有病能及早发现、无病能及时预防的好办法。

第二要点: 少吃一点

减少分量而不减少种类

"三五"防糖法中强调的"少吃一点"指的是分量少一点，油盐少一点，而不是说种类要少。相反，食物种类要越多越好，这样才能获取全面的营养。

平衡膳食是一种科学的、合理的膳食，它所提供的各种营养素不仅全面，还能保持膳食供给和人体需要的平衡，既不过剩也不欠缺，并能照顾到不同年龄、性别、生理状态及各种特殊情况，这也是糖尿病饮食治疗的基础。糖尿病患者应根据中国营养学会设计的"平衡膳食宝塔"安排日常膳食，可获得更科学合理的营养饮食方案。

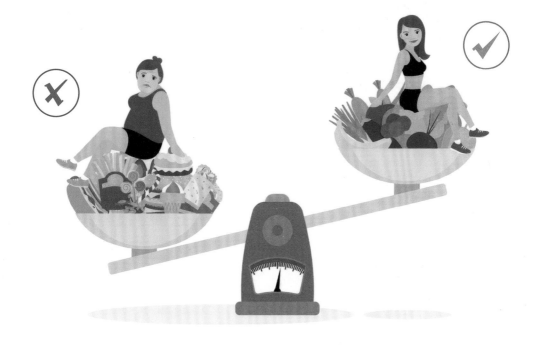

高脂肪、高热量的饮食只会为身体带来多余的脂肪，引发肥胖，而肥胖是糖尿病、高血压、血脂异常等慢性病的主要诱因。蔬菜、水果、瘦肉、奶等食物的均衡摄入则可以保持健康的身形，也能有效预防各种慢性病

减少热量摄取

通过饮食摄入的总热量是影响血糖变化的重要因素，所以必须限制每日从食物中摄入的总热量。控制总热量，要做到控制进食量、少吃肉、多吃蔬菜、适当吃水果。蔬菜体积大、热量低、膳食纤维含量高，只要不加过多油烹调，是控制热量摄入的好选择。

盐＜5克
油25～30克

奶及奶制品300～500克
大豆及坚果类25～35克

动物性食物120～200克
每周至少2次水产品
每天1个鸡蛋

蔬菜类300～500克
水果类200～350克

谷类200～300克
全谷物和杂豆50～150克
薯类50～100克

水1500～1700毫升

中国居民平衡膳食宝塔（2022）

减少精白米面，多点粗杂粮

现代人的饮食中，精白米面占主导地位，这些食物进入人体后引起的血糖反应迅速，极易升高血糖；而富含膳食纤维的粗杂粮则有较强的饱腹感，可以避免热量摄入过多，还能促进脂质代谢，避免肥胖以及肥胖引起的糖尿病。膳食纤维还能减缓食物在胃肠道消化和吸收的速度，使糖分的吸收维持缓慢而稳定的状态，胰岛素功效因而得到提升，使血糖维持较正常的浓度。

玉米、小米、紫米、燕麦、高粱、荞麦、麦麸以及各种豆类，如黄豆、青豆、红豆、绿豆、黑豆等，保留了谷物外皮，不仅富含膳食纤维，还含有B族维生素、矿物质和植物化合物。日常饮食中，粗粮应占到主食总量的1/3，可以有效预防糖尿病等慢性病。

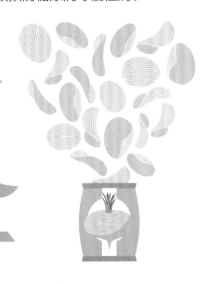

少吃高脂肪食物，选择低脂、高优质蛋白质食物

减少动物性脂肪的摄入，如猪油、黄油、肥肉等。这类食物饱和脂肪酸含量过多，容易促进胆固醇吸收和肝脏胆固醇的合成，使血清胆固醇水平升高。还可使甘油三酯升高，并有加速血液凝固的作用，促进血栓形成。

选择肉类时，鸡肉、鸭肉、鱼虾类统称为"白肉"，白肉比猪肉、牛肉等红肉的脂肪含量低，不饱和脂肪酸含量较高，这也意味着吃同样75克肉，吃鱼、鸡可以摄入较少的饱和脂肪，更适合血脂异常、高血压、糖尿病、脂肪肝等患者食用。因此，日常饮食中不妨将白肉作为肉类的首选，红肉则以瘦肉为主。

少放植物油

根据《中国居民膳食指南（2022）》的建议，每人每天烹调用油量25～30克。过量摄入烹调油是造成中国居民脂肪摄入过多的一个主要原因。而对于糖尿病患者及高危人群，每人每天烹调油用量应该控制在25克以内。

少用油的妙招

● 改变烹调方法，日常烹饪多采用凉拌、蒸、炖、炒、微波等用油少的烹饪方法，尽量避免采用煎、炸等用油多的烹饪方法。

● 改变过去做菜肴放油多的不良饮食习惯，如做饺子馅料时少放油，避免"一咬一口油"；主食以清淡为主，少吃油条、油饼、炒饭、炒面等。

少吃盐

食盐是引起高血压的主要饮食因素，而高血压与糖尿病和动脉硬化等心血管疾病关系不浅，而我们中国人又普遍吃盐比较多，所以限盐是迈向健康的关键一步。

《中国居民膳食指南（2022）》建议，成年人每天食盐摄入量应控制在5克以内。其中不仅包含盐，还包括生油、老抽、味精、味噌、咸菜、酸菜、熏制食物等中所含的隐形盐。因此，除了烹调中少用盐以外，还要少用这些含盐的调料。

少吃盐的窍门

最后放盐： 做菜时最后放盐，这样盐留于菜肴表面还没来得及渗入内部，吃上去咸度够了，又可以减少放盐。

不喝汤底： 汤类、煮炖的食物，盐等调料往往沉到汤底，因此汤底最好不喝，以免盐摄入过多。

大医生告诉你

主食要粗细结合

平时在制作米饭或粥的时候，可以加把豆子，比如红豆、绿豆、芸豆、豌豆、蚕豆等，还可以加入粗粮，比如糙米、大麦、玉米碎、燕麦等。这样一来，热量会比白米饭、白粥低许多，还能增加饱腹感。爱吃面食的人，可在精白面粉中加些玉米面、荞麦面等。

少用添加糖

《中国居民膳食指南（2022）》要求控制添加糖的摄入。添加糖是相对于水果等食物中的天然糖来说的，指添加到食品和饮料中的单糖（如葡萄糖、果糖）和双糖（如蔗糖）。主要存在于甜饮料、甜点等中，冰糖、白糖、红糖都是蔗糖。

怎样减少添加糖的摄入

● 尽量不喝甜饮料，包括碳酸饮料、冰红茶、市售果汁等。

● 制作甜品时可通过减少用糖量或者用天然果干替代精制糖的方法来调节口味。并且限制食用量。

● 烹调时也要少加糖，如果喜欢用糖调味，要控制用量，不要大量添加。

● 在选购包装食品时，要先看看食品营养标签，尽量选择低糖食品。

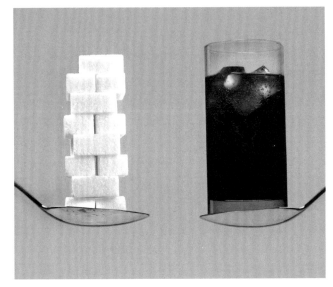

过量喝甜饮料就等于变相吃进去大量的糖，糖尿病患者和健康人群都要警惕。

每餐少吃点，七成饱就好

为了避免热量摄取过多，每餐吃到七成饱即可。如果顿顿饱食，体内过多热量消耗不掉，就会转化为脂肪使人发胖，而肥胖是冠心病、动脉硬化、糖尿病等众多慢性病的发病原因。

那七成饱如何控制呢？

首先要细嚼慢咽，可使食物进入肠胃的速度变慢，让大脑及时发出"吃饱"的信号。如果进食过快，当大脑发出停止进食的信号时，往往已经吃得过饱了，容易导致热量摄入过多，从而引发肥胖。

另外，每顿饭吃到最后，当感觉吃不吃都行的时候，就应该放下碗筷、离开餐桌，如果吃到自己都感觉很饱的时候就已经吃过量了。

第三要点：勤动一点

吃动平衡，避免肥胖

人体的热量消耗包括基础代谢、运动、食物热效应以及生长发育的需要。热量代谢的完美状态就是摄入与消耗平衡。

热量摄入与消耗平衡，能使机体保持健康。热量过剩会导致肥胖、糖尿病、高血压、血脂异常等慢性病；热量不足则会影响正常的生长发育。

吃动平衡，控制体重

要想达到热量平衡，就要调整"吃"的量和"动"的量，达到二者平衡。培养良好的饮食行为和运动习惯是控制体重的必要措施，这样才能避免肥胖以及由此引起的糖尿病等慢性病的发生。

吃动平衡，预防糖尿病

适当的运动还可以提高新陈代谢率，增加胰岛素受体数目，提高胰岛素的敏感性，改善内分泌系统的调节，从而预防糖尿病的发生。

人人都要运动，多运动多获益

各个年龄段的人都应该天天运动、保持热量平衡，同时均衡饮食，维持健康体重。减少久坐，每隔 1 小时要起身活动活动，积极参加日常活动和运动，每周进行 5 天中等强度的身体活动，累计 150 分钟以上，最好每天快走 6000 步。

5%～10%
食物热效应

60%～70%
基础代谢

15%～30%
身体活动

**一般成年人人体
每日热量消耗构成比例**

运动的其他健康益处

1. 增强心肺功能。
2. 提高骨密度、预防骨质疏松。
3. 保持或增加瘦体重，减少体内脂肪堆积。
4. 降低血脂、血压。
5. 调节心理平衡，减少压力，缓解焦虑、紧张，改善睡眠。

有氧运动为首选，控体重、防"三高"

有氧代谢运动的特点是低至中等强度、有节奏、不间断和持续时间较长。一般来讲，其对技巧要求不高，方便易行，容易坚持，在控制体重，预防糖尿病、血脂异常、高血压等方面有不错的效果。

常见的有氧运动有散步、快走、慢跑、骑自行车、游泳、打太极拳等。如果平时体力劳动比较少，那么运动要循序渐进，由少到多，如每天进行 15～20 分钟的活动，逐渐增加强度和延长运动时间。

体力活动的强度分级

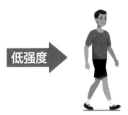 低强度

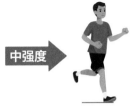 中强度

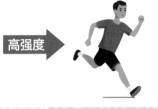 高强度

- 慢走
- 站着做家务、熨烫衣服、做饭
- 打台球
- 拉小提琴、打鼓

- 中速走、健步走
- 家务活动：擦玻璃、洗车、擦地、割草等
- 休闲运动：打羽毛球、慢速骑车、打高尔夫、游泳、打乒乓球等

- 跑步
- 篮球比赛
- 快速骑自行车
- 足球比赛
- 快速游泳
- 重体力劳动

肥胖的人，每周 2~3 次抗阻力练习

对于肥胖者来说，可以在有氧运动的基础上，适当配合一些无氧运动——抗阻力运动，如腹肌锻炼、俯卧撑、手掌推压以及利用哑铃进行的运动等，它能够帮助肥胖患者消耗多余的脂肪，有很好的减肥效果。

随时随地做做柔韧性练习

柔韧性活动包括颈、肩、踝、腕等关节的屈伸等，以及上肢、下肢的拉伸。太极拳、瑜伽都属于较好的柔韧性练习。这些小运动可以每天进行，也可以作为有氧运动前的热身。

每天 6000 步，最好的有氧运动

《中国居民膳食指南（2022）》建议成年人每天应活动 6000 步（包括相当于 6000 步所消耗热量的其他运动形式）。长期规律性的运动可减少脂肪堆积，避免肥胖，强健血管，预防糖尿病等多种慢性病。

人每天的体力活动大致包括两部分：一部分是工作、出行、家务劳动等；另一部分是体育锻炼，比如慢跑、打乒乓球、游泳、打太极拳等。一般来说，活动强度越大、持续时间越长，消耗的热量越多。

每天 6000 步是什么概念

以轻体力劳动的成年人为例，平均每天的基础活动和主动活动所消耗的热量在 15%～30%（300～700 千卡），相当于日常家务等基础活动达到 2000 步（消耗热量为 80 千卡），再加上相当于 6000 步的运动消耗。

每日活动量＝基础活动（相当于 2000 步）+6000 步主动活动

6000 步的目标可以一次完成，也可以分 2～3 次完成。比如早起后走 2000 步，午饭后走 2000 步，晚饭后再走 2000 步。

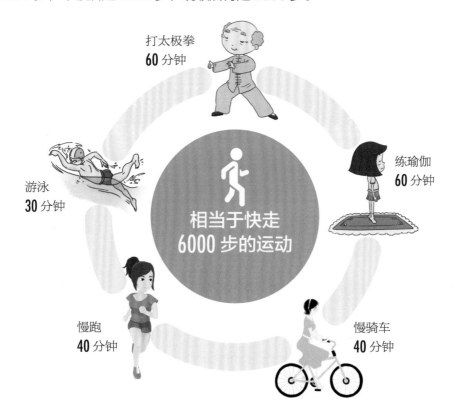

打太极拳
60 分钟

练瑜伽
60 分钟

游泳
30 分钟

相当于快走
6000 步的运动

慢跑
40 分钟

慢骑车
40 分钟

将运动融入生活

培养运动习惯，有计划安排运动，寻找自己感兴趣的运动方式，持之以恒。运动是随时随地可以进行的，要把运动融入日常的生活和工作。

上下班的路上是锻炼的好时机

尽量选择步行、骑车、爬楼梯等方式，乘坐公交车上下班的可以提前一两站地下车走走路。开车族也要每周安排一两次不开车，以增加运动量。

能站着就不要坐着

对于办公室一族等久坐人群，也要培养自主活动的意识，每小时起身动一动，伸懒腰、甩甩手、活动活动关节。

多做小动作

忙里偷闲做一些小动作。小动作省时省力，能够以最短的时间、最简便的方法锻炼身体，以达到强身健体的目的。随时随地甩甩手、跺跺脚，打电话的时候转转脖子、耸耸肩、抬抬腿、单脚站立一会儿……这些看似不起眼的小举动，都能达到强健身体的目的。

家务劳动

家务劳动，比如擦地板、擦玻璃、烹饪、洗衣服、整理房间等都能增加热量消耗。但是这种家务劳动的热量消耗不大，达不到减重的目的，因此肥胖者或者以减重为目的的人，不能用家务劳动代替正常的体育运动。

完成相当于 1000 步活动量的各种家务所需时间

家务活动	强度 /MET	千步活动量 时间 / 分	强度分类
洗盘子，熨烫衣物	2.3	15	低
做饭或准备食物，走动，看孩子（轻度用力、坐位）	2.5	13	低
擦窗户	2.8	11	低
整理床铺、搬桌椅	3.0	10	中
手洗衣服	3.3	9	中
扫地、扫院子，拖地板，吸尘	3.5	8	中
和孩子游戏，中度用力（走 / 跑）	4.0	7	中

注：参考《中国人群身体活动指南（2021）》。千步活动量，指相当于 4 千米 / 小时的速度步行 1000 步（约 10 分钟）的活动量。活动强度以 MET 表示，其数值代表活动时热量消耗相对于安静时热量消耗的倍数。

一周运动方案

身体活动量是决定健康的关键，应该将运动当作日常生活的一部分去坚持，持之以恒才能取得明显的效果。每天或每周至少 5 天以上进行中等强度的有氧运动，每次持续时间不少于 15 分钟，每周累计 150 分钟以上。

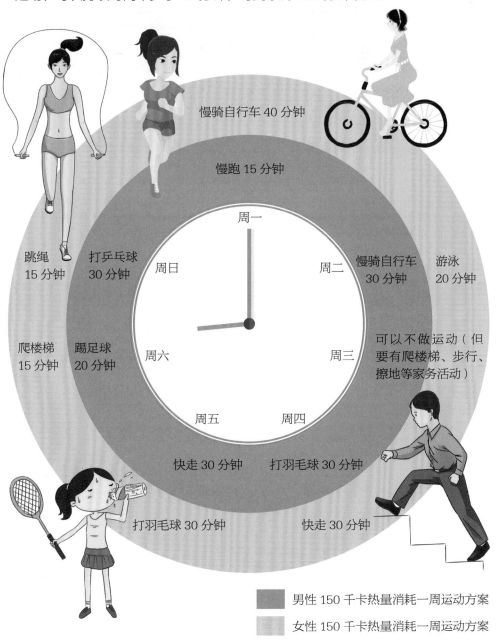

慢骑自行车 40 分钟

慢跑 15 分钟

周一

跳绳 15 分钟

打乒乓球 30 分钟

周日

周二

慢骑自行车 30 分钟

游泳 20 分钟

爬楼梯 15 分钟

踢足球 20 分钟

周六

周三

可以不做运动（但要有爬楼梯、步行、擦地等家务活动）

周五

周四

快走 30 分钟

打羽毛球 30 分钟

打羽毛球 30 分钟

快走 30 分钟

男性 150 千卡热量消耗一周运动方案

女性 150 千卡热量消耗一周运动方案

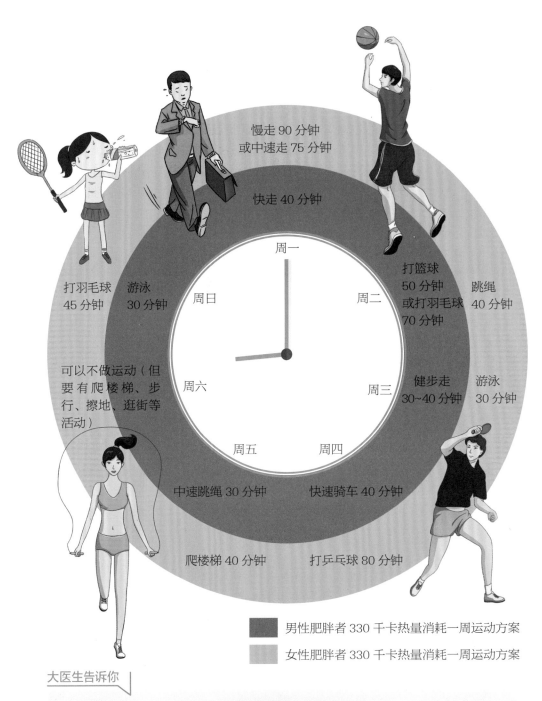

慢走 90 分钟
或中速走 75 分钟

快走 40 分钟

打篮球
50 分钟
或打羽毛球
70 分钟

跳绳
40 分钟

打羽毛球
45 分钟

游泳
30 分钟

周一

周日

周二

周三

周四

周五

周六

健步走
30~40 分钟

游泳
30 分钟

可以不做运动（但
要有爬楼梯、步
行、擦地、逛街等
活动）

中速跳绳 30 分钟

快速骑车 40 分钟

爬楼梯 40 分钟

打乒乓球 80 分钟

男性肥胖者 330 千卡热量消耗一周运动方案

女性肥胖者 330 千卡热量消耗一周运动方案

一天的运动量可分多次完成

如果没有大量的时间集中运动，那么可以利用零散的时间进行，比如每天需要快走 30 分钟，那就早上走 15 分钟，晚上再走 15 分钟。充分利用零散时间，上下班路上、工作间隙、家中，都可以创造机会进行运动，以消耗热量。

第四要点：放松一点

保持平常心，不得糖尿病

精神因素在糖尿病的发生与发展中起着重要的作用。人如果经常处于紧张、焦虑、压力的情绪中，会使交感神经过度紧张，儿茶酚胺及其他升血糖的激素分泌就会增加，从而使血糖升高诱发糖尿病。因此要想远离糖尿病，保持一颗平常心很重要，要做到开朗、豁达、乐观。

挣脱紧张焦虑的束缚

克服紧张情绪可以提高机体免疫力，降低心血管和其他慢性病的发病率，塑造一个更健康的身体。

想要挣脱紧张的束缚？以下有几种放松的方法可供选择，可从中选出最适合的用于自我调节。

常常微笑

人在笑的时候，大脑处在兴奋状态中，全身的肌肉会随之放松，也能够让我们暂时忘记自己的烦恼和压力。

深呼吸

舒服地坐下或平躺，把手放在腹部，缓慢地深深吸气，仿佛整个腹腔是一个被吹起来的气球，保持几秒钟再慢慢呼气。重复吸气和呼气的步骤。

冥想

像瑜伽课程最后的放松一样，通过暗示使身体得到放松。舒服地坐下或平躺，衣着要宽松，闭上双眼，试着清空思绪。然后将思想集中在胳膊上，反复对自己说"我的胳膊很热、很沉"，直到真的觉得它们很热、很沉。如此去想象身体的其他部位（面部、颈部、手、胸、腹部、背、腿和脚），直到全身得到放松。

想象

借助想象的翅膀，任由我们的思绪飞到一个愉快、安全的地方，身体也因此得到了放松。舒服地坐下或躺下，构思一幅平静、安宁的美景，如高山流水，感受温暖和放松。

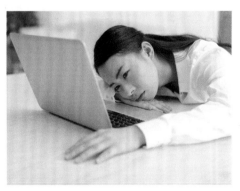

烦躁、紧张、压力大等会加重胰岛素抵抗，导致糖尿病的发生。无论是家庭生活还是职场生活，保持一颗平常心都是很重要的

第五要点：药用一点

糖尿病前期优先进行生活方式干预，用药需遵医嘱

对于健康人群来说，要想避免糖尿病的发生，主要在于生活方式的改善。养成健康的生活习惯，不仅可以使糖尿病的发生率降低50%，还能预防其他慢性病的发生。

对于糖尿病预备军——血糖已经开始升高，处于糖调节受损阶段的人来说，饮食和运动是预防糖尿病的主要措施，如合理饮食、增加运动、控制体重、心理调节；但如果血糖仍控制不好，应遵医嘱适当结合药物干预，就好像给糖尿病的预防加上了一个保险，效果更好。

静脉血浆血糖

项目	空腹血糖 （毫摩/升）	餐后2小时血糖 （毫摩/升）
空腹血糖受损	6.1~7.0	—
糖耐量受损	—	7.8~11.1

———— 特别提示 ————

任何药物都应当在医生的指导下服用，同时应当以生活方式的干预为主。

糖尿病前期怎么用药

阿卡波糖

可用于糖耐量受损阶段的治疗，可以延缓肠道对葡萄糖的吸收，减少餐后血糖蹿高，同时降低餐后高胰岛素水平。其不良反应是腹胀，可以在开始时采用小剂量再逐渐加量的方法来减缓。

二甲双胍

可使血糖降低，还能降低胰岛素水平，提高胰岛素敏感性，并减少肠道对葡萄糖的吸收，且不增加体重，对血脂异常也有一定作用。此药的不良反应为肠胃不适，但这种反应会随着用药时间的积累而减轻，在餐时或餐后服药可有效缓解。

高血压和血脂异常患者要积极用药

对于那些改变了生活方式但还不能有效降低血糖的糖尿病前期患者，或者一时难以改变多年习惯的生活方式，不能长期坚持健康生活方式的患者，尽早用药能更好地控制病情的发展。再加上很多糖耐量受损患者的危险因素不止一个，还伴有心血管危险因素，包括高血压、血脂异常、冠心病、肥胖等，那就更需要服药了。

第三章

第二个"五"：治疗糖尿病的"五驾马车"

3

如何早期发现糖尿病

没有症状的时候，主动做体检，做到"人找病"

糖尿病的一大可怕之处就是"不引人注意"。相比而言，它不像其他疾病有明显的征兆，如果人们对它缺少认识甚至一无所知，就更容易忽略它的存在。当身体感到不适时，可能已经从糖尿病"后备军"加入到了"正规军"的队伍，甚至发展到了病情难以控制的阶段。

糖尿病的潜伏期可长达 7~10 年

不是所有糖尿病患者都有明显征兆，没有糖尿病症状的人不见得就没有糖尿病。有研究发现，糖尿病的潜伏期可长达 7~10 年，很多糖尿病患者在得到明确诊断之前已经罹患糖尿病多年了。因此，对于糖尿病的治疗，做到及早发现、及时控制是非常重要的一环。

主动"找病"

事实证明，越是那些认为自己不会得糖尿病的人越容易得，因为对此漫不经心而不采取任何预防措施，生活方式不注意，饮食和运动不合理，反而更容易罹患此病。而一旦得了糖尿病，给自己的家族也带来了糖尿病家族史。

而那些有家族遗传史的人，往往预防意识较强，会刻意吃得少一些，锻炼多一些，体形保持得好一点，这样就可能避免此病或者发病晚一些。

因此，要想及早发现糖尿病的蛛丝马迹，平时应定期体检，最好一年一次，体检的结果如有疑问，立即去医院检查。主动体检有助于在发病初期或其并发症还不重时做出诊断，从而及早诊治。

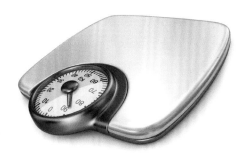

大医生告诉你

哪些人群更要主动筛查糖尿病

- 糖尿病家族史者
- 肥胖者
- 高血压患者
- 血脂异常患者
- 老年人

出现症状的时候，决不疏忽大意

要想诊断糖尿病并不是一件难事儿，难就难在人们是否想到自己有患糖尿病的风险，或者想到自己已经患了糖尿病。因此，一旦发现一些疾病征兆，不要视而不见，要第一时间确诊或者排除。这就需要平时加强对糖尿病的理解和认识，不要在已经出现症状时还不自知，贻误病情。

视力减退，看东西不清楚，近处看不清，远处也看不清，看一会儿眼睛就累，其实这有可能是血糖波动造成的。

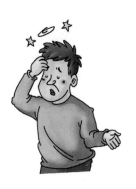

阳痿，男性患者发现阳痿，在排除了泌尿生殖系统局部病变后，要怀疑糖尿病的可能。

这些症状来找你的时候，应该到医院做血糖检查，以免贻误病情

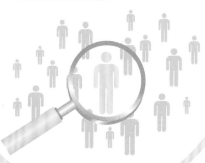

皮肤容易感染，一旦损伤后难以愈合。

前文已经介绍过糖尿病具有"三多一少"的典型症状（尿得多、喝得多、吃得多、体重减轻），一般典型症状的出现就意味着病程长、病情较重了，尤其是2型糖尿病更是如此。

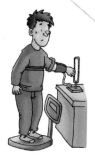

饮食正常，无任何不适的消瘦。

排查糖尿病需要做哪些检查

糖尿病的检查手段比较多，但诊断糖尿病的依据只能是血糖。当怀疑自己有糖尿病倾向时，可以通过以下检查予以排查。

血糖测定——诊断糖尿病的必备检查

血糖是诊断糖尿病的唯一标准，检测血糖一般有三条途径：随机血糖测试、空腹血糖测试、糖耐量试验。其中最常用的是糖耐量试验（OGTT）。

75克糖耐量试验的步骤

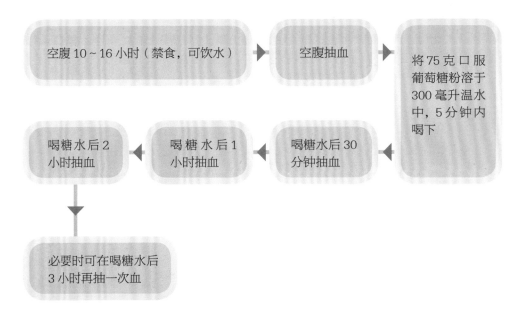

糖尿病： 静脉空腹血糖 ≥ 7.0 毫摩 / 升，或服糖后 2 小时血糖 ≥ 11.1 毫摩 / 升

空腹血糖受损： 6.1 毫摩 / 升 ≤ 静脉空腹血糖 < 7.0 毫摩 / 升，且服糖后 2 小时血糖 < 7.8 毫摩 / 升

糖耐量受损： 静脉空腹血糖 < 7.0 毫摩 / 升，且 7.8 毫摩 / 升 ≤ 服糖后 2 小时血糖 < 11.1 毫摩 / 升

空腹血糖受损和糖耐量受损

空腹血糖受损和糖耐量受损总称糖调节受损，是向糖尿病过渡的阶段。处于这个阶段的人虽然现在还不是糖尿病，但是将来发生 2 型糖尿病的危险非常高，可以说是糖尿病的后备军。这部分人要开始注意生活方式的调节，必要时进行药物干预，以避免或推迟糖尿病的到来。

尿糖：初步筛查血糖值

尿糖主要是检查尿液中的葡萄糖含量。健康人的尿糖很低，甚至可以认为"没有糖"，只有当人体血糖超过 10.0 毫摩 / 升的时候，尿中才会检测出尿糖。尿糖阳性是诊断糖尿病的重要线索，但不能作为依据，只是初步排查糖尿病的简单方法。

血糖的高低决定尿糖的有无

血糖范围	尿糖情况
血糖在 10.0 ~ 11.1 毫摩 / 升	尿糖应为 ±
血糖在 11.1 ~ 13.9 毫摩 / 升	尿糖应为 +
血糖在 13.9 ~ 16.7 毫摩 / 升	尿糖应为 ++
血糖在 16.7 ~ 19.4 毫摩 / 升	尿糖应为 +++
血糖 > 19.4 毫摩 / 升	尿糖应为 ++++

诊断为糖尿病后，还需要做哪些检查

上述检查虽然可以确诊糖尿病，但是还需要进一步做检查以了解病情的轻重程度等。胰岛素释放试验、C 肽释放试验、胰岛素受体结合率等检查也是非常必要的检查，可以确诊是 1 型糖尿病还是 2 型，病情稳定与否，病情轻重程度，这对治疗和预后起着重要的指导作用。

需要特别指出的是： 糖耐量试验、胰岛素释放试验、C 肽释放试验一定要同时做。这样便于对照观察诊断，确切了解病情，避免误诊、误治。

大医生告诉你

糖耐量试验（OGTT）的注意事项

1. 早上空腹进行，禁食。
2. 检查前三天正常饮食，因为血糖水平受饮食的影响，只有不刻意控制饮食才能反映真实情况。

第一匹马：教育心理

正确看待糖尿病，得了也不要慌

刚确诊的患者，往往会出现两种情况：一种是根本无所谓，不重视，满不在乎，却不知疾病并不会因为你的不在意而放缓步伐，而不及时采取治疗措施反而会加重病情；第二种则是过度紧张，产生恐惧、焦虑、怀疑、抗拒的心理，结果导致血压、血糖都控制不好。

心理治疗对于糖尿病的控制至关重要。对于糖尿病，正确的态度应该是"战术上重视，战略上藐视"。事实也证明，经过积极治疗，糖尿病患者的寿命是可以跟正常人一样长的。因此，得了糖尿病，请冷静地接受这个事实，沮丧于事无补，应该积极行动起来与它作战。

治疗糖尿病需要依靠医生，更要依靠自己

对于很多疾病的治疗来说，患者都很依赖医生，由医生主导治疗，治疗糖尿病的主动权却掌握在患者手里。

因为糖尿病属于一种生活方式病，控制病情也要从改善生活方式开始。而如何管住嘴、如何迈开腿，能否遵医嘱服药、积极配合进行病情监测等都取决于患者自己。所以，自己一定要积极行动起来，自己的主动性才是治疗成功的关键。

全方位了解糖尿病及治疗方法

知己知彼，百战不殆。在战胜敌人之前先要了解敌人，这一法则同样适用于糖尿病。

学习方式多种多样，如参加专题讲座，与专科医生交流，以及通过广播、电视、网络、报纸、杂志、科普书籍等途径来获得有关知识，也可以在专家的指导下与糖友进行交流，吸取他人的成功经验。

大医生告诉你

糖尿病患者的抑郁反应有哪些

1. 对生活丧失兴趣，没有愉快感。
2. 精力明显减退，持续疲乏。
3. 提不起精神，运动时动作迟缓或情绪激越。
4. 自我评价过低。
5. 失眠或嗜睡。
6. 食欲严重缺乏。
7. 性欲明显减退。
8. 有寻死的念头或自杀行为。

第二匹马：饮食治疗

饮食总原则：全面、均衡、适量

得了糖尿病就这也不能吃那也不能吃吗？很肯定地告诉大家，不是这样的！而且正好相反，不是什么都不能吃，而是什么都要吃一点，但要把握好量。概括起来就是三点：全面、均衡、适量。

全面

全面也就是多样化，没有哪一种天然食物能包含人体所需的全部营养。因此要摄取多种食物，如谷类、薯类、肉、蛋、奶、豆类及其制品、蔬菜、水果、坚果等，每天都要尽可能多样化地摄入。同类食物之间也要经常互换，如米、面可以经常交替食用；肉类中的猪肉、牛肉、羊肉、鸡肉、鱼肉等也要经常合理地替换食用，以保证各种营养素都能均衡地摄入。饮食单一会引起营养失调，加重糖尿病病情或引发并发症。

均衡

饮食均衡要求每天吃的食物比例适当，尽量接近人体需要的模式，而不能像有的患者那样只控制主食，对于肉食、零食等完全不加控制。平时应该控制脂肪的摄入量，包括食用油和肉类，并增加粗粮杂豆，多吃蔬菜，适当吃水果。

适量

每天摄入的食物量要和人体每天的消耗量相平衡，绝对不可胡吃海喝。只要把握适量的原则来吃东西，糖尿病患者会发现自己可吃的东西越来越多，而不是像之前认为的这不能吃那不能吃，由此也会发现生活多了很多乐趣。

大医生告诉你

记录自己能吃啥不能吃啥

相同的食物，每个人的血糖反应也会有区别。比如牛肉，有的人吃了升糖明显，有的人吃了升糖不明显。这就需要患者平时注意积累，自我监测不同食物种类对血糖的影响，并据此选择食物。

总热量控制在多少才能达到理想体重

控制总热量是糖尿病患者饮食的核心内容，目的就是控制体重。那么如何计算自己所需的总热量？怎么根据总热量来安排饮食呢？

1

确定自己的标准体重

首先，按下面的公式算出自己的标准体重。
标准体重计算公式：**标准体重（千克）＝身高（厘米）－105**

2

根据体重计算出体重指数

然后，根据下面的公式算出自己的体重指数。
体重指数（BMI）公式：BMI＝现有体重（千克）÷ [身高（米）]^2
再对照下表来判断自己到底是胖还是瘦。

中国成人体重指数标准

消瘦	正常	超重	肥胖
＜18.5	18.5～23.9	24～27.9	≥28

3

判断劳动强度

算出体重指数后，还要确定自己的劳动强度，再由此确定自己需要的热量标准。劳动强度一般分为五种情况：极轻体力劳动、轻体力劳动、中等体力劳动、重体力劳动和极重体力劳动。

劳动强度级别	分级参考标准
极轻体力劳动	以坐着为主的工作，如会计、秘书等办公室工作
轻体力劳动	以站着或少量走动为主的工作，如教师、售货员等
中等体力劳动	如学生的日常活动等
重体力劳动	如体育运动、非机械化农业劳动等
极重体力劳动	如非机械化的装卸、伐木、采矿、砸石等

④ 查出每日每千克标准体重需要的热量

成人糖尿病热量供给标准

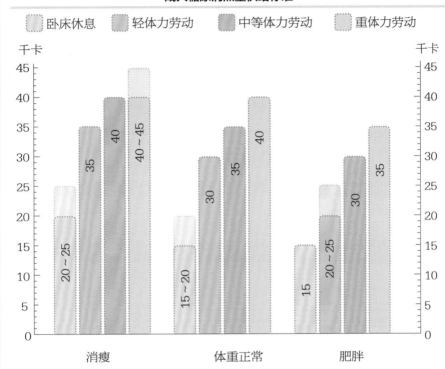

注：图中成人糖尿病热量供给标准为范围值时，颜色深的色条为最小值，而颜色浅的色条为最大值。

⑤ 计算每日所需总热量

每日所需总热量 = 标准体重（千克）× 每日每千克标准体重需要的热量（千卡）

 举例

王先生，42 岁，身高 170 厘米，体重 85 千克，从事教师工作，患病 4 年，一直采用单纯的饮食治疗，没有出现明显的并发症。

王先生的标准体重 = 170 − 105 = 65 千克

$BMI = 85 \div 1.70^2 = 29.4$，属于轻度肥胖，教师职业为轻体力劳动，对应的热量为 20 ~ 25 千卡

每日所需总热量 = 65 × （20 ~ 25）= 1300 ~ 1625（千卡 / 日）

怎样根据总热量合理搭配一日三餐

根据上一小节，大家学会了根据自己的身高、体重、体力劳动情况来计算每日所需的总热量，那么怎么根据这个总热量合理配餐呢？

确定三大营养素的比例

蛋白质、脂肪和碳水化合物均能给机体提供热量，统称三大营养素。当人体三种营养素摄入量适当时，才能维持理想体重。

碳水化合物应占全天摄入总热量的 50%～65%；
蛋白质应占全天摄入总热量的 10%～15%；
脂肪不能超过全天摄入总热量的 20%～30%。

三大营养素所产生的热量为：

1 克碳水化合物——4 千卡
1 克脂肪——9 千卡
1 克蛋白质——4 千卡

确定三餐的热量分配比例

每日所需总热量计算好后，可以按照自己的饮食习惯，按早、中、晚各占 1/3，或早餐 1/5，午餐、晚餐各 2/5 的比例来分配。

在前面的例子中我们计算出了王先生每日需要的总热量是 1300～1625 千卡，如果按早、中、晚各 1/3 的比例来分配三餐的热量，即：

早餐的热量 =（1300～1625）千卡 ×1/3=433～542 千卡
午餐的热量 =（1300～1625）千卡 ×1/3=433～542 千卡
晚餐的热量 =（1300～1625）千卡 ×1/3=433～542 千卡

\ 特别提示 /

三餐热量的摄入比例确定后，不要随意更改，要严格按照规定进食，并且要在相对固定的时间进餐，总热量保持不变。不要将三餐并作两餐吃，以免打乱身体的代谢，对血糖控制不利。

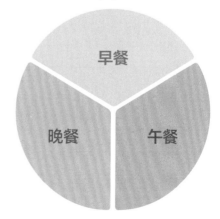

食物交换份，让你想吃啥就吃啥

认识食物交换份

食物交换份是将食物按照来源、性质分成几大类，一交换份的同类食物在一定重量内，所含的热量、糖类、蛋白质和脂肪相似，而一交换份的不同类食物间所提供的热量基本相同。食物交换份的应用可使糖尿病食谱的设计趋于简单化。可以根据患者的饮食习惯、经济条件、季节和市场供应情况等选择食物，调剂一日三餐。在不超出全日总热量的前提下，能让糖尿病患者和正常人一样选食，做到膳食多样化，营养更均衡。

食物交换的四大组（八小类）内容和营养价值表

组别	类别	每份质量（克）	热量（千卡）	蛋白质（克）	脂肪（克）	碳水化合物（克）	主要营养素
谷薯组	谷薯类	25	90	2.0	—	20.0	碳水化合物、B族维生素
蔬果组	蔬菜类	500	90	5.0	—	17.0	矿物质、维生素
	水果类	200	90	1.0	—	21.0	维生素、矿物质
肉蛋豆奶组	大豆类	25	90	9.0	4.0	4.0	蛋白质、膳食纤维
	奶制品	160	90	5.0	5.0	6.0	蛋白质、钙
	肉蛋类	50	90	9.0	6.0	—	蛋白质、脂肪
油脂组	坚果类	15	90	4.0	7.0	2.0	脂肪、维生素E、矿物质
	油脂类	10	90	—	10.0	—	脂肪

计算食物交换份的份数

食物交换份的份数＝每日所需总热量（千卡）÷90（千卡）=1600÷90≈18（份）

由得出的数值我们知道，患者王先生每天需要的食物份数约为18份（王先生每日所需总热量为1300~1625千卡，这里取1600千卡，在合理的范围内，也方便计算）。

分配食物

计算出食物交换份的份数，就可以根据自己的饮食习惯和口味来选择并交换食物。通过前面的计算我们知道了患者王先生每天所需总热量约为1600千卡，查"不同热量糖尿病饮食内容举例表"（见下表）"1600 千卡"一栏，得出患者王先生每天需要主食 250 克（计 10 份），蔬果 500 克（计 1 份），肉蛋豆类 150 克（计 3 份），牛奶 250 克（计 1.5 份），油脂 20 克（计 2 份），一共 17.5 份，约合 18 份。

不同热量糖尿病饮食内容举例表

热量（千卡）	交换（份）	谷薯类		蔬果类		肉蛋豆奶类		油脂类	
		重量（克）	交换（份）	重量（克）	交换（份）	重量（克）	交换（份）	重量（克）	交换（份）
1200	14	150	6	500	1	400	4.5	20	2
1400	16	200	8	500	1	400	4.5	20	2
1600	18	250	10	500	1	400	4.5	20	2
1800	20	300	12	500	1	400	4.5	20	2
2000	22	350	14	500	1	400	4.5	20	2
2200	24	400	16	500	1	400	4.5	20	2

注：肉蛋豆奶类中，肉蛋豆约占 150 克，奶类占 250 克。

制订食谱

确定好食物种类并计算出每天的食物量后，再结合"食物交换的四大组（八小类）内容和营养价值表"（见第 55 页），就可以拿这些食物制订食谱了。下面就是应用食物交换份所制订的食谱。

食谱举例

	食谱一	食谱二
早餐	牛奶 1 袋（250 克） 荷包蛋 1 个（带壳鸡蛋 60 克） 咸味全麦面包 70 克（全麦粉 25 克） 拌黄瓜丝 1 小碟（黄瓜 100 克） 盐 1 克，植物油 3 克	热豆浆 1 杯（200 克） 煮鹌鹑蛋 6 个（带壳 150 克） 馒头 50 克（面粉 30 克） 凉拌绿豆芽（绿豆芽 100 克） 盐 1 克，植物油 3 克
午餐	蒸米饭 100 克（大米 50 克） 豆腐干炒芹菜（芹菜 100 克，豆腐干 50 克，香肠 20 克） 拌海带丝（水发海带 150 克） 盐 2 克，植物油 9 克	花卷 100 克（面粉 30 克） 鸡丁炒白萝卜（白萝卜 100 克，鸡胸肉 50 克） 豆腐炖小白菜（小白菜 200 克，北豆腐 100 克） 盐 2 克，植物油 9 克

	食谱一	食谱二
晚餐	小米面发糕1块（小米面25克，面粉25克） 大米粥1碗（大米25克） 清炖鲤鱼（鲤鱼100克） 蒜香油菜（油菜150克） 盐2克，植物油8克	绿豆饭1碗（大米45克，绿豆30克）香菇冬瓜汤（冬瓜150克，鲜香菇25克）豆腐烧虾（豆腐100克，对虾28克，番茄50克） 盐2克，植物油8克
睡前半小时加餐	麦片粥（燕麦片25克）	烧饼35克（面粉20克）

怎么确定每天吃多少主食

要计算主食量，必须先计算糖尿病患者每天应该摄入多少碳水化合物。碳水化合物的供热比一般为50%～65%。

例如，王先生每天需摄入1600千卡的热量，我们设定碳水化合物的供热比为60%，即960千卡（1600×60%）的热量由碳水化合物提供。又因为1克碳水化合物提供热量4千卡，所以王先生每天宜摄入碳水化合物240克（960÷4）。

除了主食，奶类、蔬果及其制品也能提供一些碳水化合物，肉蛋类、大豆类等高蛋白食物能提供少量的碳水化合物，可以忽略不计。为简便起见，每日奶类、水果、蔬菜等中的碳水化合物总量均按50克估算。

本例（总热量1600千卡）中，王先生每天应通过主食提供碳水化合物190克（240－50）。

用每日应该由主食提供的碳水化合物除以主食中碳水化合物的含量（百分比），即为全天主食摄入量。本例假设190克碳水化合物全由谷类提供，谷类中碳水化合物含量多为75%（干重），则王先生每天应摄入谷类约250克（190÷75%），此为粮食生重。

主食分餐

把上述每日主食按照一定比例分配在一日三餐中，如按早餐、午餐、晚餐各占1/3的比例来分配，则三餐分别摄入83克主食即可。

而主食的选择要粗细粮搭配，并且多选择血糖生成指数（GI）低的主食。保证每日摄入粗粮的数量，有助于稳定餐后血糖。

> 特别提示
>
> 关于主食，建议每天吃不少于3顿饭，每顿饭的主食不超过100克。这样做的好处是，使胰腺的负担小，还能避免低血糖的发生。这里说的饭量是指粮量的干重，不是最后成品的重量。开始时，患者和家属可以准确称量一下米、面再做饭，这样可以形成重量和体积方面的确切概念，以后就可以此为准了。

三餐之外加两餐，不饿肚子血糖稳

糖尿病患者比较适宜少食多餐，这样可以避免饮食数量超过胰岛的负担，使血糖不至于猛然升高，而在血糖下降时因已进食可以避免低血糖反应。可以每日进食 5~6 餐，也就是在三次正餐之间添 2~3 次加餐。

加餐时间要相对固定

少食多餐不是随意进餐，加餐也不是想吃就吃，没有规律的进食会对肠胃造成不良影响。因此，加餐后，各餐次的时间也最好相对固定。也就是说，加餐是建立在一日三餐的基础上的，采用的是"3+2"的模式。比如一天5餐，除了早、中、晚三餐外，可在上午10点左右、下午3点左右加餐。

加餐不加量

不论一天吃 5 餐还是 6 餐，全天的总热量是不变的，因此增加了餐次后，加餐不是额外增加食物，而是要从正餐中扣除，即加餐不加量。

加餐的热量一般是算作上一餐中的，就是上午的加餐要算在早餐热量中，也就是说，可以在早餐的时候少吃一点，留作上午加餐。其他加餐也是同样的道理。

加餐的食物选择

一般从正餐中减少25~50克主食，以副食代替，并适当增加升糖作用较弱的蛋白类食物，如酸奶、豆腐等。加餐的食物不宜选用纯油脂或纯碳水化合物食物，因为纯油脂食物容易导致总热量摄入超标，纯碳水化合物食物升糖速度快。

适合加餐的食物

柚子、猕猴桃、梨

 低糖水果

黄瓜、番茄

 热量低、饱腹感强的蔬菜

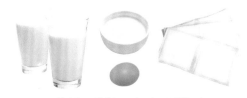

牛奶、酸奶、鸡蛋、豆腐干

 优质蛋白质食物

不宜用于加餐的食物

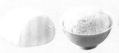

 馒头、米饭、牛排、方便面

蛋白质类食物就选这四类

糖尿病患者膳食中蛋白质的供给应充足。有的患者怕多吃蛋白质而增加肾脏的负担，其实当肾功能正常时，糖尿病患者的膳食蛋白质应与正常人一样，占总热量的 10%~15%。蛋白质主要来自奶、蛋、瘦肉、鱼、虾、大豆制品等，糖尿病患者尤其要选择优质蛋白质。

植物性食物

黄豆、黑豆、青豆以及豆浆、豆腐等都富含膳食纤维，可提供优质植物蛋白质，易于吸收，且不含胆固醇。谷类中的植物蛋白质虽然不是优质蛋白质，但是谷类占一日膳食的大部分，所以也是膳食蛋白质的主要来源。

低脂或脱脂奶制品

牛奶含有蛋白质，更富含钙质，有助于提高血液中的钙浓度，维持体内钙钾平衡，避免血压升高。为了控制热量，可以选择低脂奶或脱脂奶。乳糖不耐受的人可用无糖酸奶代替。

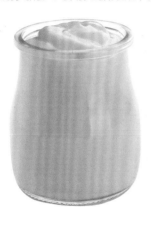

蛋类

蛋类富含蛋白质，但蛋黄中的胆固醇含量较高，伴有血脂异常的患者和需控制体重的人可适当少吃蛋黄，但不必完全拒绝。

鱼虾、肉类

牛肉、猪肉、羊肉等红肉，以及鸡、鸭、各种鱼虾类都可提供优质蛋白质，但是红肉脂肪含量较多，容易引起肥胖。因此在选择上要本着这样的顺序选择：鱼虾类、去皮禽肉、瘦畜肉。

低脂饮食，避免肥胖

高脂肪饮食会使胰岛素分泌量下降、作用减弱，以致无法把糖分送达细胞内，糖分就在血液中累积，引起血糖升高，使病情难以控制。因此，糖尿病患者应控制脂肪的摄入量。

糖尿病患者的脂肪摄入量应小于全日总供能的 30%，尤其是饱和脂肪酸不宜过多。

大医生告诉你

小心看不见的脂肪

坚果： 坚果中脂肪含量较高，一不小心就容易吃多，一定要控制量，每天最多 1 小勺或 1 小把的量。

面包、饼干、糕点等： 这些食物中有很多隐性脂肪。西式面包和蛋糕通常含有大量黄油和鸡蛋，而中式糕点往往含有大量食用油、糖和盐，所以糖尿病患者要远离这些食物。

减少饱和脂肪酸

不宜吃肥肉，禽肉要去皮及皮下脂肪，少吃或不吃黄油、奶油等。少吃胆固醇含量高的动物内脏、鱼子等。

选择低脂肪肉类

糖尿病患者每天摄入禽畜肉类总量在 40~75 克、鱼虾 40~75 克为宜。为了控制脂肪的摄入量，应尽量选择含脂肪较少的食物。如选用瘦肉代替肥肉或五花肉，选用低脂的鱼、兔肉代替猪肉、羊肉；适当以大豆制品代替肉类。

用少油或无油的烹调方法制作菜肴

植物油每人每天 25 克为宜。在日常烹饪方法中，油煎、油炸、焗、红烧、爆炒等耗油较多；而汆、煨、炖、水煮、清蒸、涮、拌等方法耗油较少，如凉拌海带、炖黄鱼等，只要把其他调料配好，不放油或仅滴几滴香油即可。

增加膳食纤维，稳定餐后血糖

膳食纤维在一定程度上可以减缓食物在胃肠道消化和吸收的速度，使糖分的吸收维持缓慢而稳定的状态，胰岛素功能因而得到提升，使血糖维持较正常的浓度。尤其是对于正在控制体重且限制热量的 2 型糖尿病患者而言，膳食纤维还能增加饱腹感，减少热量摄入。建议每天摄入 25~35 克。

多吃粗粮杂豆

玉米、燕麦、荞麦、黄豆、绿豆、红豆、芸豆等外皮中富含膳食纤维，可以延缓餐后血糖升高。

多食蔬菜（包括菌菇）

各类蔬菜尤其是绿叶菜是膳食纤维的主要来源，还能提供维生素 C、植物化合物等，有助于预防肥胖、稳定血糖、抗氧化。

木耳、香菇、金针菇等不仅能提供膳食纤维，有助于稳定血糖和血脂，还有助于增强免疫力。

带皮吃水果

樱桃、苹果等都含有丰富的膳食纤维，但主要集中在外皮中，最好带皮食用，且不要过量。

常见食物中的膳食纤维含量
（每 100 克可食部含膳食纤维量）

黄豆 15.5 克　　豌豆 10.4 克　　红豆 7.7 克

荞麦 6.5 克　　燕麦 5.3 克

食物的 GI 值与 GL 值结合使用控血糖

用食物血糖生成指数（GI）和血糖负荷（GL）合理安排膳食，对于调节和控制人体血糖大有好处。因此，糖尿病患者在配餐时，建议多选用低 GI 和低 GL 的食物。

GI 的高低与各种食物的消化、吸收和代谢有关，GI ≥ 70 为高 GI 食物，56 < GI < 69 为中 GI 食物，GI ≤ 55 为低 GI 食物。低 GI 食物在胃肠停留时间长，释放缓慢，葡萄糖进入血液后峰值低，下降速度快。

糖尿病患者应该尽量选择血糖指数低的食物，对于控制血糖非常有益，比如燕麦、荞麦、莜麦、杂面等粗加工的粗粮。而越精制的食物 GI 值越高，如大米、面粉、土豆泥等，粗加工的玉米面、荞麦粉属中 GI 食物。

餐后血糖水平与 GI 和其含有的碳水化合物总量有关

餐后血糖水平除了与 GI 值高低有关外，还与食物中所含碳水化合物的总量有密切关系。GI 高的食物，如果碳水化合物含量很少，尽管其容易转化为血糖，但对血糖总体水平的影响并不大。

单纯以 GI 高低选择食物可能让血糖控制产生偏差。例如南瓜的 GI 值为 75，属于高 GI 食物，但事实上南瓜中碳水化合物的含量少，每 100 克南瓜中仅含有 5 克碳水化合物，故日常食用量并不会引起血糖的大幅变化。

选择低 GL 食物

食物血糖负荷（GL）概念的引入很有必要，它是指特定食物所含碳水化合物的量（一般以克为计量单位）与其 GI 值的乘积，糖尿病患者宜选低 GL 饮食。

GL = GI × 碳水化合物含量（克）÷100

GL 判定标准：

GL ≥ 20 为高负荷饮食，表示对血糖影响很大

10 ≤ GL ≤ 19 为中负荷饮食，表示对血糖影响一般

GL < 10 为低负荷饮食，表示对血糖的影响很小

大医生告诉你

降低食物血糖指数的妙招

1. 吃普通面粉的时候加入全麦粉。

2. 煮大米饭的时候加入一些粗粮杂豆，比如绿豆、燕麦等，可以降低米饭的 GI。

3. 薯类、蔬菜等烹饪时不要切得太小或剁成泥，越细碎 GI 越高。

4. 急火煮，少加水：食物的生熟、软硬、稀稠、颗粒大小决定了食物的 GI。食物加工时间越久，温度越高，水分越多，糊化就越彻底，GI 值也越高，升糖速度就越快。因此，烹饪时最好用急火，在熟透的前提下不要长时间煮炖。

食物影响血糖，可依据 GL < 10 的低负荷标准计算进食的安全量。如糖尿病患者想吃 200 克西瓜，那么可以依据三个参数了解西瓜对血糖有没有影响（ GL < 10，每 100 克西瓜含碳水化合物 5.5 克，GI = 72 ）。

计算可得：5.5×2×72÷100 ≈ 8，8 < 10，属于低负荷饮食，可以放心食用（前提是糖尿病患者的血糖控制良好）。

将 GI 和 GL 结合起来配餐

糖尿病患者在选择食物和搭配一日三餐时，可以将 GI 和 GL 结合起来，这样能让配餐有利于减轻胰岛负荷，有效控制和稳定血糖。

常见食物 GI 与 GL 表

食物	GI	GL
大米饭	90	23
面条（小麦粉）	55	36
脱脂酸奶	32	3
豆腐	32	1
苹果	36	5
柚子	25	2
香蕉	52	11
葡萄	43	4
南瓜	75	4
胡萝卜	71	6
菠菜	15	1
黄瓜	15	1
芹菜	15	1
茄子	15	1
番茄	15	1

注：以上 GI 数据部分来源于《中国食物成分表（第 2 版）》；GL 数据通过上页公式核算得出，用 100 克食材的碳水化合物含量来计算。

特别提示

保证三餐 GL 值合理，就可保证全天的血糖相对平稳，不至于引起胰岛素的过量分泌。另外，餐后血糖容易骤升，不要吃完就坐下或躺下，最好在不影响消化的前提下让身体稍微活动至少半小时，减少餐后血糖蹿升。

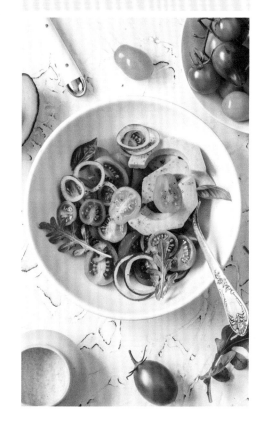

吃水果前要了解的几件事

水果中含有丰富的维生素、膳食纤维和矿物质，这些营养成分对糖尿病患者是有益的。但水果大多数甜度较高，所以不能随便吃。

血糖情况怎么样

在血糖控制稳定时，空腹血糖控制在 7.0 毫摩 / 升以下、餐后 2 小时血糖控制在 10.0 毫摩 / 升以下，可以适当吃些水果。

但要选择含糖低、水分高的水果，并且在两餐之间吃。

每次可以吃多少

糖尿病患者每天食用水果的量不宜超过 200 克，食用时间宜在两餐之间，切勿一次性大量吃。

吃水果前后 2 小时自测血糖

糖尿病患者可以在吃水果前后 2 小时测血糖，了解其波动情况，这样可以知道自己能否进食某类水果。含糖量低的水果只是推荐食用，糖尿病患者仍然要自己摸索，寻找适合自己的水果。一般来说，如果没有经常出现高血糖或低血糖，可以扩大水果的选择范围，但如果血糖波动大或出现异常，还是要暂时忌口。

多吃含糖量低的水果

柚子、草莓、猕猴桃、圣女果等含糖量比较低，此类水果可以减轻糖尿病患者的胰岛负担，帮助其吸收丰富的维生素和矿物质。而很多微量营养素对于改善糖尿病患者体内胰岛素的活性有帮助。

挑选水果要"青"和"生"

吃水果时最好挑偏"青"点的、"生"点的，相比熟透的水果，"生"一些的水果含糖量低，有利于血糖控制，如"青"点的李子、橘子、苹果、葡萄等。再以香蕉为例，"生"点的香蕉的血糖指数比熟香蕉低。

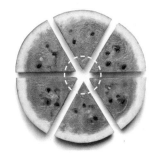

西瓜也可以适当吃，不要选择最甜的中心部分，吃靠近皮的部分，糖分较少

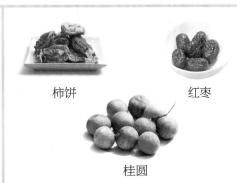

柿饼　　　　　红枣

桂圆

这些水果（果干）糖分较高，最好不吃

先吃后吃有讲究，餐后血糖不蹿高

从饮食上控制血糖，除了科学选择食物、合理烹调以外，还有一个非常重要的细节，那就是吃饭的顺序。

不同食物所含的营养成分对血糖有不同影响，顺序合理能够抑制餐后血糖大幅升高。因此，调整吃饭的顺序是一种控制餐后血糖的较简单的方法。

1 汤

餐前先喝点汤，可以起到润滑肠道的作用。

特别提示

汤要清淡，以蔬菜汤为佳，肉类汤羹最好撇去表层浮油再喝，以免油脂摄入过多。

2 蔬菜

蔬菜中富含膳食纤维，先吃蔬菜可以增加饱腹感，有助于减少后面食物的摄入。

4 肉类

主食饱腹感最强，吃完主食再吃肉，可减少肉类摄入，又能补充身体所需的蛋白质。

特别提示

肉类的选择上，首选鱼、鸡等白肉，其次是红肉类中的瘦肉。制作方法也以清蒸、水煮、炖等为主，避免煎烤油炸的方式。

3 主食

主食应粗细搭配，并且以干的为主，尽量少吃流质或半流质主食，以延长食物在胃里的消化时间，有效减缓餐后血糖升高的速度。

特别提示

推荐的主食有：杂粮面条、杂豆饭、二米饭、杂面馒头、燕麦面包等。

大医生告诉你

要根据血糖调整饮食顺序

上文介绍的进食顺序也不是一成不变的，尤其是吃主食的顺序，可根据自身的血糖情况进行调整。比如在餐前做过运动，血糖处于偏低的状态，这时应该先吃点主食以提高血糖水平，避免发生低血糖。

糖尿病患者别怕多喝水

糖尿病有多尿症状，所以很多糖尿病患者认为少喝水可缓解多尿症状。其实多尿是高血糖引起的，由于高血糖，大量的葡萄糖从尿中排出，从而发生渗透性利尿的结果。如果限制饮水会加重高渗状态，对身体非常不利。

所以，糖尿病患者不仅不能少喝水，还要多喝水，以帮助控血糖，促进血液循环，增加代谢及消除酮体。

多饮水对糖尿病患者至关重要，一般每天至少需要喝 1500 毫升水，大约 6 杯（250 毫升的杯子）。

让喝水成为习惯

糖尿病患者因口渴中枢长时间受刺激，敏感性下降，即使体内已经缺水，往往也没有口渴的感觉。所以糖尿病患者不口渴时也应适当饮水，让喝水成为一种习惯，少量多次喝，不要一次猛喝。

最好饮用温白开水

白开水进入人体后不仅解渴，还能促进新陈代谢、清肠排毒，但不宜喝未煮沸的自来水、隔夜水及久沸或反复煮沸的"千滚水"。

糖尿病患者的其他几种补水途径

 淡茶 ✔

补充水分，富含儿茶素、矿物质等，可提神健脑、降脂，但不宜喝浓茶，也不宜睡前喝。

牛奶 ✔

含大量的水分、蛋白质、钙等，可预防骨质疏松，以低脂、脱脂奶为宜。

 豆浆 ✔

低热量、高蛋白质，尤其适合肥胖、血压和血脂较高的糖尿病患者饮用。

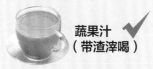 蔬果汁（带渣滓喝）✔

可提供维生素、膳食纤维等，但是太甜的蔬果汁不适合糖尿病患者喝。

 含糖饮料 ✘

含糖高，易造成血糖波动、肥胖和骨质疏松，不宜饮用。

解开饮食治疗的 10 大疑问

1 饮食治疗就不能吃自己喜欢的食物吗?

虽然糖尿病饮食治疗有很多禁忌,但这并不代表要完全舍弃自己喜欢的食物。如果喜欢的食物不受营养师的推荐,那可以在血糖控制良好的情况下尝试这样做:改变这类食物的烹调方法,以少油、少盐、少糖为原则;改变食物的进餐时间,比如偶尔作为加餐食用,并同时相应减少主食量;减少这类食物的进食量,少吃一点。

2 对糖尿病患者来说,蛋白质比碳水化合物好吗?

虽然某些碳水化合物食物会快速升高血糖,但是只要科学选择,也可以避免血糖大幅波动。而富含蛋白质的食物(肉类)也可能含有大量饱和脂肪酸,这类脂肪吃太多会增加心血管疾病的风险。

3 粗粮有助于稳定血糖,能不能只吃粗粮不吃细粮?

粗粮含有较多的膳食纤维,有控糖、降脂、通大便的功效,对身体有益。但如果吃太多粗粮,有可能增加胃肠负担,影响其他营养素的吸收,长此以往会造成营养不良。因此,无论吃什么食物,进食都应当适度。

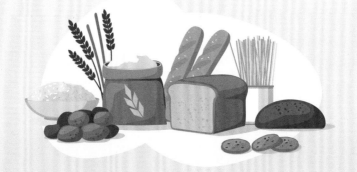

4 糖尿病患者不能吃水果吗？

　　水果中的维生素、膳食纤维、矿物质等对稳定血糖有益；选对水果、适量食用、选对吃水果的时间，对血糖不会有明显影响，还对减轻糖尿病并发症有益。糖尿病患者吃水果需注意以下几点：每天不超过200克，选择含糖量低的水果，并且最好在两餐之间食用。

5 无糖食品可以放心吃吗？

　　无糖食品是指碳水化合物含量小于5％的食物，市场上的无糖食品多数是指不加蔗糖的食物，这些食物虽然没有添加蔗糖，有可能添加了糖醇、果糖等甜味剂，而且食物中的淀粉等成分进入人体后也会转变成葡萄糖，对血糖控制不利。因此不要一看到"无糖"就认为是完全不含糖，应当仔细看看食品外包装上的成分介绍。

6 饭吃得多的时候能通过加大用药剂量进行抵消吗？

　　有的糖尿病患者一顿两顿忍不住多吃了一些，就试图通过加大药物剂量来抵消。这种不按自己身体所需热量规律进餐，不做必要的餐前、餐后血糖监测，单凭感觉来随意增减药物，会造成血糖异常波动，容易引起并发症。糖尿病患者应在专业医生指导下积极参与制订个人饮食、运动、用药治疗方案，并定期监测随访，调整用药量和治疗方案，切不可自行随意用药。

7 不胖或者消瘦的糖尿病患者需要饮食控制吗？

　　每位糖尿病患者都需要饮食控制，饮食控制除了帮助控制血糖外，还有助于控制体重、血脂、血压和血黏度。对于不胖甚至消瘦的糖尿病患者来说，如果不注意挑选食物，也容易造成餐后血糖快速升高，不利于病情控制。虽然这类患者每日摄入的食物总热量可以适当增加，但仍然要注意选择有助于控制血糖的食物，并注意进行血糖监测。

8 不吃或少吃主食更有利于血糖控制吗？

主食是碳水化合物的主要来源，不少人认为主食吃得越少越好，其实这是不对的。主食虽然会升高血糖，但是其所提供的热量应占到总热量的50%～65%，蛋白质和脂肪则分别占到10%～15%、20%～30%即可。如果主食摄入不足，总热量无法满足身体代谢的需要，身体必然要动用脂肪和蛋白质来提供热量。脂肪分解会产生酮体，易导致酮症酸中毒。体内蛋白质分解，日久则会导致消瘦、乏力、抵抗力低下，易继发各种感染等。

另外，如果单纯控制主食量，却不控制油、零食、肉类食物的摄入，不仅会导致每日总热量超标，对血糖控制不利，还会增加肥胖的风险。

因此，糖尿病患者饮食要控制总热量，但必须保证足量的主食。主食可以通过适当增加粗粮、调整烹调方法等途径来控制餐后血糖。

9 吃苦瓜或南瓜等食物能降血糖吗？

其实，所有的食物（包括各种保健品）对糖尿病患者来说，最多能辅助平稳血糖，并不具有直接降血糖的作用。所以，如果在朋友圈看到诸如"多吃苦瓜、南瓜降血糖""吃某某保健品降血糖"之类的文章，就请快速关闭吧。

10 糖尿病患者在控制饮食时怎么避免饥饿难耐？

①用少食多餐的方式，既能避免餐后血糖蹿高，又能克服易饿的问题。

②控制主食应循序渐进。如果主食量限制得过严过快，容易导致酮症酸中毒，对机体恢复不利。所以每周应减少100～200克的主食，直到1个月左右后限制到每日300克。

③富含膳食纤维的食物可使胃排空的时间延长，同时增加耐饥饿的能力。富含膳食纤维的食物有全谷、杂豆、蔬菜等，多选用粗杂粮代替细粮。

④多吃大体积、低热量的食物。如大白菜、黄瓜、豆芽、冬瓜、菠菜、韭菜、柿子椒、茄子、菜花以及海藻类、蘑菇类、豆类等。

第三匹马：运动治疗

运动控糖的六大好处

运动是非药物治疗糖尿病的一个关键手段，配合饮食治疗可以实现血糖的满意控制。只要是有运动能力的糖尿病患者，都应进行适合自己的运动。

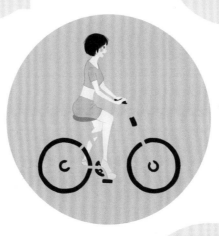

增加血管弹性，增强体质，避免或改善糖尿病并发症，如合并高血压、血脂异常等。

可清除糖尿病患者体内多余的脂肪，增加热量消耗，有望获得满意的减肥效果。

加强身体对胰岛素的敏感性，使血糖和糖耐量有所改善；在降血糖的同时，也降低血液中的胰岛素水平，有利于平稳血糖。

通过运动可以增加糖尿病患者的信心和生活乐趣。

适量运动还能减少降糖药的服用量。

运动可增加糖尿病患者对血糖及血脂的利用，降低血脂和血黏度。

运动要持续进行才有效

以平稳血糖为目的的运动要以有氧运动为主，必须持之以恒、长期坚持，不能"三天打鱼，两天晒网"，而且要达到一定的时间和运动量才有效。为了方便记忆，有人将这个运动原则总结为"1、3、5、7"原则：

每天运动 1 次

每次不少于 30 分钟

每周至少 5 天

运动时的心率数值在"170 - 年龄"

也就是说，每周至少有 150 分钟的运动时间，而这些运动要经常性、分散进行，还要量力而行，不要过度、过劳，要根据自己的身体状况选择适合自己的运动形式和运动强度。

哪些糖尿病患者不宜做运动

运动对于控制糖尿病病情有很大帮助，但并不是人人适宜，有些糖尿病患者不宜做运动，或者做运动前一定要仔细咨询医生。

- 自身胰岛素分泌严重不足的 1 型糖尿病患者。
- 有急性感染的糖尿病患者。
- 伴有心功能不全、心律失常且体力活动后症状加重者。
- 严重糖尿病性肾病患者。
- 经常发生脑供血不足的糖尿病患者。
- 收缩压高于 180 毫米汞柱的糖尿病伴高血压患者。
- 血糖浓度高于 14 毫摩 / 升的糖尿病患者。
- 有明显酮症或酮症酸中毒的患者，酮症多由于血糖控制不好引起，运动后可加重症状，引起酸中毒、昏迷等。
- 血糖控制不佳、明显低血糖或血糖波动较大者（易发生酮症酸中毒）。

大医生告诉你

运动不能代替饮食治疗

运动疗法需要与饮食治疗或者药物疗法相结合，但是各疗法不能互相替代。如果通过运动后血糖有所下降就放松饮食控制，甚至增加进食量，那么血糖仍然会升高。

怎样找到适合自己的运动方式

糖尿病患者的病情因年龄、性别、体质、生活方式等多方面的不同而千差万别。在选择运动方式时，也要考虑到这些因素，注意因人而异、因时制宜，选择个体化的运动方式。要选择适合自己的运动，这样才更容易坚持下去，达到控糖的目的。

适合大多数糖尿病患者的运动

总体来说，糖尿病患者的运动应具备这三个特点：**适量、全身性、有节奏。**有氧运动就具备这三个特点，而且强度低、时间长、有节奏，可以达到让人呼吸急促又不会气喘吁吁的程度，微微出汗又不会大汗淋漓。

综合来说，适合大多数糖尿病患者的运动有做操、打拳、慢跑、较长时间快走、踢毽子、打羽毛球、打乒乓球、跳交谊舞等，既能锻炼全身，又能让人放松身心，还便于长期坚持。

在选择运动项目的时候，要找到自己喜欢的、可行易施的，这样才有利于长期坚持下去，在此基础上也要结合自己的病情和体力状况考虑。下边根据运动强度列举了一些运动形式，糖尿病患者可以加以选择。

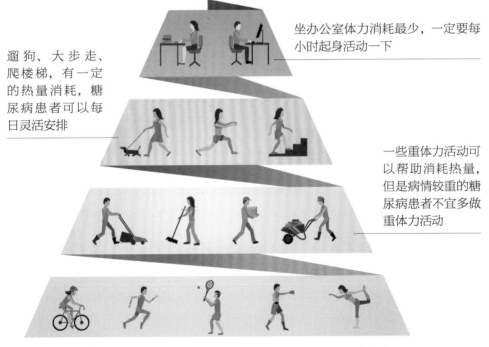

坐办公室体力消耗最少，一定要每小时起身活动一下

遛狗、大步走、爬楼梯，有一定的热量消耗，糖尿病患者可以每日灵活安排

一些重体力活动可以帮助消耗热量，但是病情较重的糖尿病患者不宜多做重体力活动

骑自行车、跑步、打球等有氧运动非常适合糖尿病患者

中低强度的有氧运动是首选

糖尿病患者进行运动应尽量选择中低强度的有氧运动。一般来说，老年人要做低强度的运动，年轻人可以做中等或高强度运动。

平时不经常运动的人

对于体力有限或平时缺乏运动的糖尿病患者来说，一开始，运动要简单，运动量要少些；待坚持一段时间，能够较好地适应以后，可以适当地增加强度。

平时经常运动的人

对于经常参加运动、体力较好的糖尿病患者，可以在合理的范围内根据自己的喜好选择某些活动，这样有利于持之以恒。

肥胖的糖尿病患者

肥胖的糖尿病患者可以在有氧运动的基础上，适当配合一些抗阻运动，比如腹肌锻炼、俯卧撑、手掌推压及哑铃运动等，以助消耗脂肪，达到减肥效果。

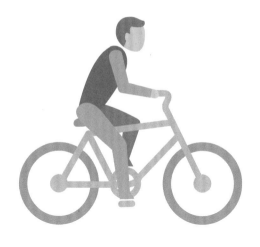

特别提示

老年糖尿病患者或有较重并发症的人不宜进行高强度的运动，每次运动时间不宜持续太长，也不要做过度屈伸或倒立的运动。

病情较轻的年轻的糖尿病患者如果只是采用短时间散步等运动，可能达不到理想的效果，应根据个人的身体状况和喜好增加运动强度。

大医生告诉你

无氧运动不适合大多数糖尿病患者

无氧运动是指高强度的剧烈运动，运动过程中氧气的吸入量不能满足身体需要，人处于缺氧状态。大多数糖尿病患者不适合做此类运动，尤其是老年糖尿病患者，而年轻的肥胖的、病情较轻的糖尿病患者则可以在以有氧运动为主的基础上适当加入一些抗阻运动（无氧运动）。

怎样确定适合自己的运动强度

就像吃药要吃对剂量一样，运动疗法也需要找到合适的"剂量"才能更好地发挥作用。那么怎样确定运动强度呢？

根据脉搏判断运动强度

糖尿病属于慢性疾病，糖尿病患者多有明显的乏力症状，所以运动需要量力而行。如不顾身体情况，片面追求运动，会适得其反，使身体受到更大伤害。因此，确定自己每次该做多大强度的运动非常重要。最简单的方法就是数运动时的脉搏数（即心率）来衡量运动强度。

最大安全运动心率（次 / 分）=220 - 年龄。一般来说，运动时的心率以达到最大安全运动心率的 60%～70% 为宜，即运动心率（次 / 分）=170 - 年龄。

比如，年龄 60 岁，运动心率达到 110 次 / 分时就不应再继续增加运动强度了，持续 30 分钟即可。

如果情况良好，可逐渐增加运动强度，应以身体能耐受、无不良反应、达到健康锻炼的目的为度。

运动心率的简单算法为：运动刚结束时数脉搏（心率）15 秒，再乘以 4 即得出 1 分钟的脉搏数。如果运动后时间稍长，在算出的脉搏数上再加 10，就是运动时的心率了。

对于不同年龄段、不同运动倾向的人，运动后的脉搏数标准可以参考下表。

运动后的脉搏标准

年龄段	平时不运动者	经常运动者
20～39 岁	110 次左右	120～125 次
40～59 岁	100 次左右	110～115 次
60～69 岁	90 次左右	100 次左右
70 岁以上	根据实际情况，尽量做些简单、较缓和的运动，如打太极拳、散步等	

根据自我感觉判断运动强度

除用脉搏数估算外，还可以根据自我感觉来判定运动强度是否合适。合适的运动强度，应以身体无明显不适和次日无明显疲劳感为宜。

运动强度自我感觉判定表

说明情况	表现状况
运动强度不足	运动后无发热感、没出汗，脉搏无明显变化，或在 2 分钟内迅速恢复，应适当加大运动强度
运动强度合适	运动时感觉不憋气，运动后微微出汗、全身发热及轻度肌肉酸痛；15 分钟后脉搏恢复到运动前水平，自我感觉周身舒适或轻度疲劳；休息半小时疲劳可缓解，次日感觉精神状态良好，心情轻松愉快，食欲增加，睡眠良好
运动强度过大	结束运动后 10~20 分钟，心率仍未恢复常态，并感胸闷、心慌、气短，不思饮食，夜眠欠佳，次日早晨还很疲劳，周身乏力、酸痛，对运动有厌倦的感觉，应及时降低运动强度
运动须停止	运动过程中出现大量出汗、呼吸困难、面色苍白、头晕头痛、恶心呕吐等情况，应立即停止运动，必要时采取相应的处理措施

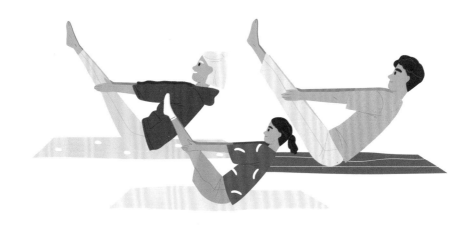

怎样确定适合自己的运动量

对于可以运动的糖尿病患者来说，了解自己适宜什么样的运动类型和运动量非常重要，可以根据自身情况大致对应以下情况。

长时间控制状态稳定，想积极锻炼、促进健康的人

肥胖，想预防糖尿病而希望减肥的人

目前进行饮食疗法，没有引发并发症顾虑者

患有糖尿病且肥胖，目前进行饮食疗法者

医生指示必须运动的人

适宜消耗160~320千卡的运动量

适宜消耗320千卡以上运动量

运动量的确定

需要减肥，虽然进行饮食疗法，却很难瘦下来的糖尿病患者

未患有糖尿病，但是基于预防糖尿病而想运动的人

较肥胖但糖尿病病情控制良好，没有引发并发症顾虑者

适宜消耗80~160千卡的运动量

70岁以上的男性，糖尿病病情控制良好，没有引发并发症顾虑者

60岁以上的女性，糖尿病病情控制良好，没有引发并发症顾虑者

医生指示需要从事轻度运动的人

不同运动的热量消耗

运动项目	METs	千卡 /60 千克体重 / 小时
安静（不活动）	0.9	54
步行	2.8~4.5	168 ~ 270
自行车（<16 千米 / 小时）	4.0	240
自行车（16 ~ 19 千米 / 小时）	5.9	354
羽毛球	4.5~6.9	270 ~ 414
游泳（10 ~ 20 米 / 分）	3~4.25	180 ~ 255
游泳（20 ~ 50 米 / 分）	4.25 ~ 10.2	255 ~ 612
跳绳（慢速）	7.8	468
跳绳（中速）	10.0	600
跳绳（快速）	11.9	714
跑步（慢跑）	6.9 ~ 7.8	414~468
跑步（200 米 / 分）	12.4	744
原地跑（140 步 / 分）	21.47	1288.2
有氧舞蹈	5~6.9	300 ~ 414
太极拳	4.66 ~ 5.15	279.6 ~ 309
滑旱冰	6.9	414

注：参考《中国糖尿病运动治疗指南》。1METs=1 千卡 /（千克体重·小时）。该表中第三列按 60 千克体重的计算。

运动前要做哪些检查

糖尿病患者在运动之前，应该到医院进行全面系统的检查，包括血压、血糖、糖化血红蛋白、心电图、眼底、肝肾功能以及神经系统的检查，还要进行病史询问。如果年龄在 45 岁以上，则最好做心功能激发试验，以判断心功能是否适合运动，这样可以了解目前身体的健康状况，从而据此制订合理的运动方案。

锻炼前一定要得到医生的许可，特别是那些平时不爱动的患者，一定要向医生咨询可以进行哪些运动。

什么时间做运动控糖效果最好

对于糖尿病患者来说，运动很重要，但是合适的时间也很重要。

运动宜晚不宜早，尤其不要在早饭前空腹运动。

清晨是人体一天中血糖最低的时候，如果空腹运动，极易出现低血糖反应；清晨的时候人体血液比较黏稠，此时运动会增加心绞痛、心肌梗死、脑出血等情况的发生，尤其是糖尿病并发心脑血管疾病患者，早晨做运动一定要注意。还要避免在恶劣天气，如高温、高湿、雾霾天气下运动，如果运动中出现胸闷或憋气的情况，要立即停止，原地休息。

餐后 1~1.5 小时是最佳的运动时间

饭后不要立即运动，会影响食物的消化与吸收，引起肠胃不适。应该在餐后1~1.5 小时再运动，这个时段碳水化合物已经被消化吸收，往往是餐后血糖最高的时段。此时运动可以避免餐后高血糖的发生，还能避免运动过程中的低血糖反应，有利于血糖的稳定控制。

服用降糖药的糖友要避开药效最强的时段

使用胰岛素和口服降糖药的糖尿病患者，应该阅读药物说明，了解药物在什么时间药效最强，避开这个时段做运动。比如，单纯使用短效胰岛素的糖尿病患者，一般在注射后 30~60 分钟药效最强，这时不宜做运动，否则会加强药效，容易导致低血糖。

运动要有规律

不规律的运动很难达到满意的血糖控制效果。只有持之以恒、规律性的运动才能增加胰岛素敏感性，有助于控血糖。规律运动还能改善心肺功能，增加运动能力，预防心血管疾病发生。

利用健身器材做运动时要注意什么

很多老年糖尿病患者喜欢用健身器械来做运动，这也是一种很好的运动方式。刚接触某一器材时要先了解运动原理，并熟悉运动过程，避免盲目操作造成的意外伤害。

比如一些患有高血压、脑血管疾病的患者，在做旋转类运动的时候不要过猛，要缓慢一些，以免导致脑血管供血不足，发生危险。另外，老年人身体的柔韧性较差，骨质比较脆，用健身器材的时候扭动的幅度不要过大，以免损伤腰部等部位。

如何预防运动中出现低血糖

在运动前后及运动过程中注意监测血糖，尤其是初次运动时，或进行一种新活动时，每隔 30 分钟或 60 分钟应进行一次血糖监测，以便及时发现低血糖的发生。若运动前血糖 <5.6 毫摩 / 升，应适当进食后再开始运动。若要进行长时间或高强度的运动，可适当加餐以防止低血糖发生。随身携带巧克力糖块或含糖饼干等含糖食物，以防备低血糖发生。运动中如出现虚弱乏力、出汗、心悸、颤抖、头痛、头晕等状况，应警惕是否为低血糖反应。

运动中一旦发生低血糖，应立即停止运动并进食含糖食物，如果低血糖仍不能缓解，应尽快前往附近医院就诊。

运动中如何补水

糖尿病患者在运动过程中，除了消耗热量，还会消耗大量水分以及一些矿物质，如果不及时补充，可能会导致机体缺水。因此，运动一段时间（如 15~20 分钟）要喝些水，而不是等到口渴时再喝。运动时间较短时，喝矿泉水、淡茶水较适合。如果运动时间超过 1 小时、运动量较大、出汗较多时，也可以喝点淡盐水。

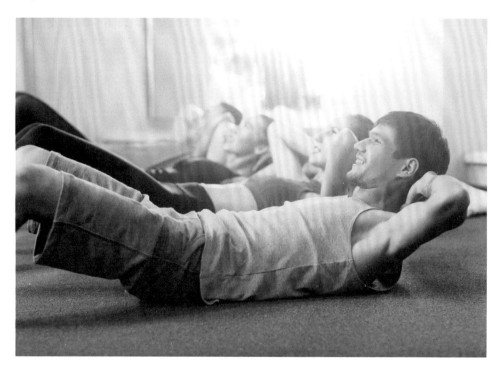

糖尿病患者运动与用药量的调整

糖尿病患者要围绕用药时间来安排运动，以防止低血糖等危险的发生。一般来说，不要在胰岛素或口服降糖药作用最强的时候运动，以免导致低血糖，应该在药效开始减弱的时候做运动。

注射胰岛素的人，在注射短效或速效胰岛素1小时内或注射中效胰岛素1.5小时内不宜运动，否则会加快胰岛素的吸收，很容易发生低血糖。另外，还要根据运动情况来调整用药量。

调整药物剂量

如果每天有效运动（心率在最大心率的60%以上）超过30分钟，可减少20%口服降血糖药物的用量。

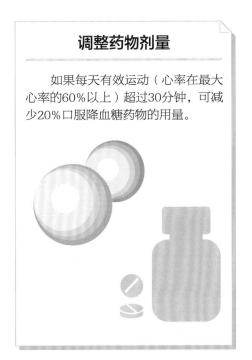

调整胰岛素用量

早餐前注射中效胰岛素者，可在运动前将胰岛素用量减少30%~50%，或者改为分次注射，其中早餐前用65%，晚餐前用35%。使用中效和短效胰岛素治疗者，运动前可减少中效胰岛素，使用短效胰岛素多次注射者，运动前减少30%~50%，运动后据血糖值调整。胰岛素治疗者宜在注射胰岛素并进餐1小时后运动，根据运动时间和运动强度，个体化减少餐前或餐后的胰岛素剂量。

怎样边做家务边运动

家务劳动比较烦琐，也比较累人，消耗的热量却并不多，属于轻体力劳动，达不到减轻体重的目的。那些能让人感觉轻松愉快的适宜的家务劳动，是有益健康的；反之，如果家务劳动过于繁重，甚至不堪重负，则是有害无利的。

适宜的家务劳动比完全不动要好得多，却不能代替真正的运动。因此，对于糖尿病患者来说，应该安排专门的运动时间；也可以在保证安全的前提下，将家务劳动和运动结合起来。比如熨衣服的时候单脚站立；擦玻璃时两手压住抹布，上下运动，两腿可以随势弯曲，也可以踮起脚，左右大幅度移动身体。

老年糖尿病患者怎样运动

老年糖尿病患者因为年龄的原因，具有特殊性，比如往往视力下降，身体的反应能力也下降，出现并发症的可能性比较大等，因此在运动中要更加小心。

运动量和运动强度不要太大

对于老年糖尿病患者来说，要认识到年龄的差异，不要进行强度过大的运动，可以通过上文提到的方法来判断运动强度。一般60岁的人，运动的最大心率不宜超过110次；65岁的人，不宜超过105次。对于老年人来说，散步是最安全有效的运动方式，可以根据身体状况，每周步行5次，每次30分钟，速度以不快不慢为宜。

老年糖尿病患者在运动中如何避免受伤

- 一定要做热身活动，以给身体逐渐适应的过程；热身活动要采用一些柔韧性的拉伸动作。
- 穿舒服宽松的衣服、合脚的鞋。
- 运动时一定不要操之过急，运动强度一定不要过大，不要超负荷进行。
- 不要在不平整、过硬、过滑、碎石较多的路面上运动。
- 运动时要集中注意力，不要一边运动一边聊天。
- 运动过程中一旦出现不适感要立即停止。
- 随身携带应对低血糖的食物，比如糖块、巧克力、含糖饼干等。

儿童糖尿病患者怎样运动

糖尿病儿童在运动前要测血糖，当血糖 > 15.0 毫摩 / 升时不宜做运动，当血糖 < 7.0 毫摩 / 升时应该马上摄入含 15 克碳水化合物的食物，如 3 块方糖，150 毫升果汁等。等待 15 分钟，如症状未缓解，应及时就医。

在运动的选择上要尽量有趣，可以经常变换，以激发孩子的兴趣，比如骑车、跑步、打羽毛球、踢足球、踢毽子、跳绳等。鼓励父母陪同孩子一起做运动，既能增加孩子坚持运动的动力，又有利于亲子关系的增进。

大医生告诉你

孩子在做运动的时候一定要有大人陪同

孩子的自我管理能力相对较差，玩得高兴了很容易运动过量，因此孩子做运动时，一定要有大人陪同，并且要具备一定的低血糖诊断和治疗经验，以防万一。运动时一定要随身携带充饥的食物和水，以便在发生低血糖和口渴时进食。另外，要避免爬高、潜水这类运动，其发生低血糖的危险性较高。

妊娠糖尿病患者怎样运动

妊娠糖尿病对于母体和胎儿的健康都有一定程度的威胁，因此孕期控制好血糖至关重要。除了饮食调整以外，运动也是重要的一环，对促进顺产大有益处。

可是孕妇的情况又非常特殊，怎么运动才又安全又控糖呢？答案是孕妈妈一定要分阶段运动。

孕早期（0~3个月）：多做有氧运动

孕早期，孕妈妈可以多做一些有氧运动，以改善情绪、降低妊娠反应，比如游泳、快走、慢跑、韵律操、瑜伽等，要以舒缓为主。孕早期是流产的高发期，因此跳跃性、旋转性动作以及激烈的运动要避免。

孕中期（4~7个月）：可以适当增加运动量

孕中期是比较稳定的阶段，流产的可能性大大降低，孕妈妈可以适当增加运动量。主要是运动的频次可以频繁一些，运动时间适当延长一些，而不是增加运动强度。散步、游泳、中速走等都是可以继续进行的项目，但仍然要避免爬山、登高、蹦跳一类的项目。

孕晚期（8~10个月）：运动要慢下来，简单一些

孕晚期，孕妈妈的体重增加明显，肚子也越来越大，身体变得笨重不灵活。此时做运动一定要慢，并且要选择动作简单一些的，比如伸展运动、屈伸双腿、轻扭骨盆等，可以缓解腰背疼痛等症状，但每次运动时间不宜过长。

大医生告诉你

孕妈妈运动的注意事项

1. 有流产史、心脏病、妊高征等情况的孕妈妈不宜运动，或者严遵医嘱。
2. 运动前要监测胎动，胎动不好的情况下不要运动。
3. 运动前监测血糖，血糖小于5.5毫摩/升时要先进食再运动。血糖高于13.9毫摩/升时需检测尿酮，若尿酮阳性或合并其他不适，要停止运动，立即就医。
4. 血压高于150/90毫米汞柱时，不要运动。
5. 运动过程中要随时注意胎儿的情况，出现不适立即停止运动。

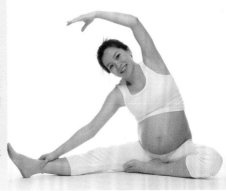

第四匹马：药物治疗

什么情况下需要使用药物

对于所有的糖尿病患者来说，都需要饮食疗法，并根据个人情况进行运动疗法，同时根据血糖控制情况决定是否用药。即便用药的患者，也要坚持饮食和运动疗法。

1型糖尿病患者什么时候用药

1型糖尿病一经发现就应该使用胰岛素治疗，因为1型糖尿病患者体内的胰岛素量不足，只有补充相应数量的外源性胰岛素才能控制病情。

2型糖尿病患者什么时候用药

被诊断为2型糖尿病的患者，病情较轻的可以先单纯饮食控制和运动治疗，大约有20%的2型糖尿病患者可以通过上述方式使血糖得到良好控制。如果4～6周后控糖效果不明显，则要根据不同的情况开始药物治疗。

当饮食、运动治疗后空腹血糖仍 ≥ 7.0毫摩/升或餐后2小时血糖 ≥ 10.0毫摩/升，或糖化血红蛋白 ≥ 7%时，应及时遵医嘱服用口服降糖药。

病情严重的2型糖尿病患者应及时给予胰岛素治疗。妊娠糖尿病患者为了避开致畸风险，安全有效的方法是遵医嘱使用胰岛素治疗。

2型糖尿病并发症患者什么时候用药

糖尿病急性并发症患者一般需要直接进行胰岛素治疗。对于慢性并发症患者，应根据病情的不同采取不同的方法，并积极治疗并发症。

大医生告诉你

所有的糖尿病患者都需要药物治疗吗

用药与否要根据具体病情而定，饮食和运动是糖尿病控制的两大基础措施，对于病情轻者，可以先进行为期一个月的饮食控制和运动调养，如果能使血糖控制在满意范围，可以暂时不用药。如果病情较重或饮食、运动控制后不见成效，则需要药物干预。事实证明，很多轻度糖尿病患者是可以通过饮食、运动治疗将血糖控制住的。

口服降糖药和胰岛素如何抉择

糖尿病的降糖药物治疗主要包括口服降糖药和胰岛素两种。前文说过，1 型糖尿病患者必须且终身使用胰岛素治疗；2 型糖尿病在饮食、运动的基础上，以口服降糖药为主要选择，但如果血糖控制不达标也必须使用胰岛素治疗。此外，病程较长、伴有其他严重疾病的患者以及妊娠糖尿病患者也必须使用胰岛素。

用药时要注意什么

降糖药的使用是因人而异的。降糖药不同于其他药物，不同患者的病情不同、胰岛素抵抗程度不同，使用药物的种类、剂量也不同，因此糖尿病患者要根据自己的病情，在专科医生的指导下用药，千万不要随意滥用药物，更不能擅自减量或加量，否则会因用量不当而影响疗效。此外，还应了解以下用药注意事项。

- 使用药物前一定要阅读说明书，了解药物排泄的途径和禁忌证。
- 进食量准确、生活规律是调整降糖药的前提。
- 不进餐时不用降糖药，进餐量少时降糖药的量要减量，但最好规律进餐、用药。
- 降糖药要从小剂量开始使用。
- 做好糖尿病监测记录，以便调整药物治疗。
- 少数糖尿病患者开始服用某一种降糖药时效果良好，但服用一段时间后效果就不那么理想了，这是因为患者对药物产生了耐受性。在这种情况下，应改服其他降糖药。
- 服药期间，如同时服用磺胺药、阿司匹林、抗甲状腺药物单胺氧化酶抑制剂等，均应减少降糖药的剂量，因为它们能增强降糖药的作用，易引起低血糖，甚至发生低血糖休克。
- 糖尿病患者用药后不可突然中断，否则会使病情恶化，甚至出现酮症酸中毒。

大医生告诉你

牢记药物的通用名

治疗糖尿病的药物特别多，同一种药物的商品名也经常有很多个，但通用名（也就是化学名）只有一个，比如口服降糖药格列本脲，商品名有优降糖、乙磺己脲、达安宁等多个名字，所以记住药物的通用名能避免混淆烦恼。

常用的口服降糖药速查

因为目前还没有哪一种药物能够完全根治糖尿病，所以治疗糖尿病并没有最好的药品，只有最适合某一个人的药品。所谓"最适合的药品"，就是说，对这个患者的治疗对路，因为糖尿病是一种终身性的疾病，所以同时又要考虑经济问题。治疗糖尿病，必须要因人施治、个体化治疗、防治结合、综合达标。

口服降糖药	代表药物	主要作用	主要不良反应	禁忌证
磺脲类	格列本脲 格列齐特 格列美脲 格列吡嗪 格列喹酮	刺激胰岛 β 细胞分泌胰岛素，故适用于胰岛 β 细胞有一定功能的糖尿病患者 大多数 2 型糖尿病患者开始应用时有效，空腹及餐后血糖可降低，糖化血红蛋白可下降 1%～2%，随着疗程的延长，效果渐差	产生低血糖，且早期不易察觉，发病持续时间长，严重时可导致永久性神经损害	●采用饮食和运动治疗能取得满意疗效者 ●肝肾功能严重不良者 ●合并严重感染、酮症酸中毒、高血糖高渗状态、进行大手术或创伤者 ●对磺胺类药有过敏反应者 ●糖尿病合并妊娠或妊娠糖尿病患者 ●哺乳期妇女 肥胖的 2 型糖尿病患者一般不主张首选磺脲类降糖药，但在用双胍类药物效果不佳时可联用
双胍类	盐酸二甲双胍	抑制肝糖产生，对降低空腹血糖效果比较好 2 型糖尿病、肥胖、高胰岛素血症者可首选此类药物；1 型糖尿病用胰岛素治疗血糖不稳定者也可服用此类药物	口苦、恶心、呕吐、腹泻等肠胃反应，餐中或餐后服用可缓解。最严重的是乳酸性酸中毒。偶有皮肤斑疹等过敏反应，停药后即可消退	●静脉肾盂造影或动脉造影者 ●糖尿病急性并发症者、糖尿病合并严重慢性并发症、重度感染、手术、外伤、高热者 ●急、慢性酸中毒者 ●有心、肝、肺疾病，伴缺氧、酸中毒倾向者 ●妊娠妇女

口服 降糖药	代表 药物	主要 作用	主要 不良反应	禁忌证
非磺脲 类促泌 剂（格 列奈类）	瑞格列奈 那格列奈 米格列奈	能快速使胰岛素释放，控制餐后高血糖，便于患者就餐时服用。该药适用于饮食控制、降低体重及运动锻炼不能有效控制高血糖的2型糖尿病患者	瑞格列奈与二甲双胍合用降糖效果明显优于两药单用，但其主要的不良反应为低血糖和胃肠道反应，须注意乳酸酸中毒	●对瑞格列奈过敏的患者 ●1型糖尿病患者，C肽阴性糖尿病患者 ●伴随或不伴随昏迷的糖尿病酮症酸中毒患者 ●妊娠或哺乳妇女 ●12岁以下儿童 ●严重肾功能或肝功能不全者
胰岛素 增敏剂	格列酮类药物 （噻唑烷二酮类） 如：罗格列酮 吡格列酮	增加胰岛素的敏感性，适用于2型糖尿病患者。单独应用或与磺脲类、胰岛素合用	上呼吸道感染症状、头痛、水肿、贫血	老年人及心脏功能不好的人，应避免使用胰岛素增敏剂
α-葡 萄糖苷 酶抑 制剂	阿卡波糖 优格列波糖 米格列醇	延缓糖类的吸收，降低餐后高血糖。2型糖尿病患者，尤其餐后高血糖者可单独应用，也可与磺脲类联合应用；用胰岛素治疗1型糖尿病血糖不稳定者，可合用α-葡萄糖苷酶抑制剂，但应注意低血糖的发生	可能出现腹胀、腹痛、排气增多等消化道不良反应	●对此药过敏者 ●胃肠道疾病（如炎症、溃疡、消化不良等）患者 ●肾功能减退、血清肌酐>177微摩/升的患者 ●肝硬化患者 ●糖尿病伴急性并发炎症、感染、创伤、手术、酮症酸中毒者 ●妊娠或哺乳妇女 ●应用消化道药、制酸药、胆盐等可削弱葡萄糖苷酶抑制剂效果的药物时

注：另有肠促胰素类新型降糖药正逐渐被应用。参考《中国2型糖尿病防治指南（2020年版）》。

降糖药什么时候服用效果最好

降糖药的服用时间和服用方法对治疗的效果有很大影响，按照不同药品的特点选择合适的时间服用，对维持血糖水平具有重要意义。

服药时间	主要作用	应用方法
凌晨	降低空腹高血糖	有些患者大概从清晨4点血糖开始逐渐上升，到6~7点达到高峰，血糖在10毫摩／升左右，这称为黎明现象。治疗黎明现象，降糖药应提前到6点服用，早餐也随之提前到6~7点
餐前30分钟	刺激分泌胰岛素的时间与餐后血糖升高的时间同步，使降糖药发挥较大效果	需餐前30分钟服用的磺脲类降糖药有：格列喹酮、格列吡嗪、格列本脲等。植物胰岛素也需在餐前30分钟口含。有的药品说明书中说格列本脲可饭后服用，这是错误的，临床研究观察发现，饭前服1片格列本脲等于饭后服3片的效果
餐时	刺激胰岛素分泌，且分泌时间与血糖升高时间同步	瑞格列奈片（若服药不吃饭，很容易发生低血糖）、α-葡萄糖苷酶抑制剂阿卡波糖和伏格列波糖都宜进餐时服用。这类降糖药主要用于降低餐后血糖，应餐时服用，若不进食则无降糖作用
餐后	减轻药物对胃肠的刺激，但不如餐时服药效果好	凡是疗效不受进食影响的药物都可饭后服，如胰岛素增敏剂药物罗格列酮片、吡格列酮片和双胍类药物等。对胃肠反应不大者，双胍类餐前服用效果更佳
睡前	控制夜间高血糖	晚9时测一次血糖，若大于10毫摩／升，则需服用格列吡嗪、格列喹酮1次

大医生告诉你

联合用药

对于2型糖尿病患者，如果单一使用口服降糖药治疗一段时间后，效果不明显，可以采用2种不同作用的口服降糖药合用的方法；如果还不能有效控制血糖，也可以采用胰岛素+1~2种口服降糖药联合治疗的方案。

体重正常的 2 型糖尿病患者怎么用药

2 型糖尿病患者，不论年龄等因素，都需要终身进行饮食控制和运动治疗，如果单纯的饮食、运动治疗无法将血糖控制到满意的程度，那就需要药物干预。以下是根据血糖情况进行药物治疗的方案。

体重正常的 2 型糖尿病患者

饮食和运动治疗 4~6 周后没有明显效果

口服单药治疗
- 磺脲类
- 格列奈类
- 格列酮类
- α - 葡萄糖苷酶抑制剂

血糖控制不满意

口服降糖药联合治疗
- 磺脲类 + 格列酮类
- 磺脲类 + 二甲双胍
- 磺脲类 + α - 葡萄糖苷酶抑制剂
- 格列酮类 + α - 葡萄糖苷酶抑制剂
- 格列奈类 + 格列酮类
- 格列奈类 + 二甲双胍

血糖控制不满意

胰岛素补充治疗
连用 1~2 种口服降糖药 + 胰岛素（中效或长效制剂每日 1~2 次）

血糖控制不满意

胰岛素替代治疗
短效、中效、长效制剂合用，多次注射

超重、肥胖的 2 型糖尿病患者怎么用药

超重、肥胖的 2 型糖尿病患者，也要以饮食为基本治疗原则，然后根据情况调整用药。

超重和肥胖的 2 型糖尿病患者

饮食和运动治疗 4~6 周后没有明显效果

口服单药治疗
- 二甲双胍
- 格列酮类
- α－葡萄糖苷酶抑制剂

血糖控制不满意

口服降糖药联合治疗
- 磺脲类 + 二甲双胍
- 磺脲类 + 格列酮类
- 磺脲类 + α－葡萄糖苷酶抑制剂
- 格列奈类 + 二甲双胍
- 格列奈类 + 格列酮类
- 格列奈类 + α－葡萄糖苷酶抑制剂
- 格列酮类 + α－葡萄糖苷酶抑制剂
- 二甲双胍 + α－葡萄糖苷酶抑制剂

血糖控制不满意

胰岛素补充治疗
连用 1~2 种口服降糖药 + 胰岛素（中效或长效制剂每日 1~2 次）

血糖控制不满意

胰岛素替代治疗
短效、中效、长效制剂合用，多次注射

胰岛素是治疗糖尿病的有力武器

胰岛素在糖尿病治疗中占有重要地位，它是由人体胰岛 β 细胞分泌的一种激素，主要作用是促进蛋白质和脂肪合成，降低血糖。对于 1 型糖尿病患者来说，胰岛素是用于维持生命和控制血糖的必须药物；2 型糖尿病患者在饮食和运动控制不佳的情况下，也需要胰岛素的介入来减少急慢性并发症的危险，也是治疗 2 型糖尿病的有力武器。

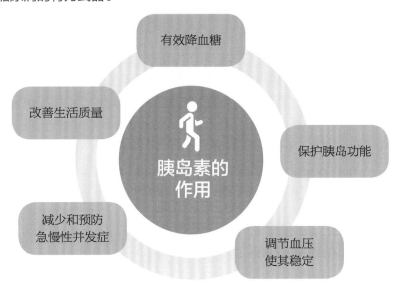

哪些人需要使用胰岛素

糖尿病患者都存在不同程度的胰岛素缺乏，有的是绝对缺乏，有的是相对缺乏。以下是使用胰岛素的适应证。

● 糖尿病合并妊娠或妊娠糖尿病患者。

● 各种继发性糖尿病（如胰腺切除、肢端肥大症、皮质醇增多症等）患者。

● 1 型糖尿病患者存在胰岛素绝对缺乏。

● 2 型糖尿病患者口服降糖药失效或初诊时血糖过高（尤其是空腹血糖大于 11.1 毫摩 / 升的患者）。

● 2 型糖尿病患者出现急性并发症或严重慢性并发症。

● 2 型糖尿病患者在应激情况下，如严重感染，中等以上手术、创伤等。

\ 特别提示 /

胰岛素控制血糖的能力最强，1 型糖尿病和妊娠糖尿病患者只有使用胰岛素才能控制血糖，2 型糖尿病患者在口服药物控糖不佳的情况下也应采用胰岛素治疗。

肥胖的糖尿病患者不宜过早使用胰岛素

对于肥胖、高胰岛素血症的糖尿病患者，或者存在胰岛素抵抗的2型糖尿性患者，一般不宜过早进行胰岛素治疗。

尤其是肥胖者，采用胰岛素治疗前必须以饮食、运动治疗为基础，否则应用胰岛素治疗后易导致体重增加，加重胰岛素抵抗对体内血管病变的影响，加重各脏器负担，使血糖更难控制。

但是对于上述人群，如果出现严重外伤、手术或重症感染时则必须使用胰岛素治疗。

\ 特别提示 /

胰岛素的治疗方案要根据病型、血糖控制情况、并发症情况、口服降糖药情况等综合制订，是非常个体化的，也因个人的经济条件等而不同。根据胰岛素的分泌情况，可以分为基础胰岛素治疗方案和强化胰岛素治疗方案两种。

怎样避免使用胰岛素后的发胖现象

胰岛素是体内唯一可降低血糖的激素，但某些患者使用后有体重增加的现象。第一个原因是胰岛素有促进脂肪合成的作用。第二个原因是由吃得多、消耗得少造成的。比如某些患者采用胰岛素治疗后放松了饮食与运动治疗，从而导致体重增加。因此，糖尿病患者在重视降糖效果的同时，决不可忽视体重的管理。

避免使用胰岛素后发胖

控制饮食总热量

严格控制饮食，控制总热量。不能因为使用了降糖药就放任饮食。

适当运动

根据个人情况，每周至少进行5天的有氧运动，如健走、慢跑等。

减少剂量

对于部分无口服药物禁忌的患者，可考虑加用二甲双胍、阿卡波糖片或胰岛素增敏剂，达到减少胰岛素剂量、降低体重的效果。

常用胰岛素有哪些类型

胰岛素制剂有很多种类，根据胰岛素作用起效的快慢、持续时间的长短，可以分为六大类。

胰岛素种类	代表产品	药物特点
超短效（速效）	诺和锐、优泌乐、速秀霖	起效快（注射后10~20分钟），达峰快（1~3小时），药效持续时间短（3~5小时）。餐时或餐前立即注射，都可良好地控制餐后血糖，但用药10分钟内必须进食碳水化合物，否则易致低血糖
短效	胰岛素、中性胰岛素注射液和诺和灵R、优泌林R、甘舒霖R	起效时间为20~30分钟，作用高峰为1~3小时，持续时间约8小时。餐前30分钟注射，主要用于控制餐后高血糖
中效	进口的诺和灵N和优泌林N	平均起效时间为1.5小时，作用高峰为4~12小时，持续时间18~24小时。多与短效制剂配合使用。也可在临睡前注射，主要控制夜间血糖和清晨空腹血糖
长效	精蛋白锌胰岛素（该类药物吸收不稳定，药效不稳定）	起效时间为3~4小时，作用高峰为12~20小时，持续时间24~26小时。注射时间不固定，适用于空腹血糖控制欠佳的糖尿病患者
超长效	甘精胰岛素、地特胰岛素	每天注射一次，早晚注射都行，起效时间1.5小时，作用持续时间长达22小时，药效平稳，无明显的作用高峰，不容易发生低血糖
预混型	由不同比例的短效胰岛素和中效胰岛素混合而成，如诺和灵30R（短效30%，中效70%）、诺和灵50R（短效、中效各50%）	起效快（30分钟），作用高峰为2~8小时，持续时间长达16~20小时。饭前30分钟左右注射为好，可更好控制餐后血糖

怎样估算胰岛素的初始用量

在饮食与运动量固定的情况下，或者掌握了一定规律的情况下，由医生确定每次注射胰岛素的剂量是最好的。一般刚开始使用胰岛素的时候，应使用短效胰岛素，并且要从小剂量开始使用，每2~3天根据血糖情况逐步调整胰岛素用量。

单独使用中效胰岛素时，应该在早餐前30~60分钟注射，也可以睡前使用，以更好地控制血糖。使用中效、长效胰岛素，主要控制空腹血糖。

全天胰岛素用量＞40单位时，无论短效还是长效，一定要分次注射。

那么初始剂量怎么确定？在饮食与运动相对固定的情况下，可以根据以下方法进行推算。

按空腹血糖估算

每日胰岛素用量（单位）=[空腹血糖（毫摩/升）×18-100]×10×体重（千克）×0.6÷1000÷2

100为血糖正常值（70毫克/分升）；

×18为毫摩/升转换为毫克/分升；

×10换算每升体液中高于正常血糖量；

×0.6是全身体液量为60%；

÷1000是将血糖毫克换算为克；

÷2是2克血糖使用1单位胰岛素。

为避免低血糖，一般实际用量为估计用量的1/3~1/2。

大医生告诉你

胰岛素的使用要个体化

体内影响胰岛素作用的因素较多，个体差异较大，故应综合病情、血糖与尿糖情况，先给一定的安全量，然后依病情变化逐步调整。

胰岛素的使用要强调个体化原则，要根据患者的糖尿病类型、血糖升高的程度、病程、年龄、有无并发症、是否存在应激状态等综合考虑，决定使用胰岛素的类型、治疗方案以及胰岛素的起始剂量和调整速度等。

按24小时尿糖估算

病情轻，无糖尿病肾病，肾糖阈正常者，按每2克尿糖给1单位胰岛素。

按体重计算

血糖高，病情重，每日应按0.5~0.8单位/千克体重；病情轻的可以按照0.4~0.5单位/千克体重；病情重，应激状态，胰岛素每日用量不应超过1.0单位/千克体重。

按4次尿糖估算

无糖尿病肾病，肾糖阈基本正常，按每餐前尿糖定性"+"多少估算。一般一个"+"需4单位胰岛素。

如何调整三餐前的胰岛素用量

胰岛素应该在每日三餐前注射，以早餐前最多、晚餐前次之、午餐前最少的用量来分配。

因为早餐前体内拮抗胰岛素的激素分泌较多，所以胰岛素用量宜大一些；而一般短效胰岛素作用高峰时间为 1~3 小时，因此午餐前用量最小；多数患者睡前不再用胰岛素，至次日早晨再用，所以晚餐前又比午餐前用量大些。如果睡前还用一次，则晚餐前用量要减少，而睡前用量更少，以防夜间低血糖。

此外，应根据空腹血糖、三餐前血糖、三餐后 2 小时血糖以及睡前血糖的变化进行调整，每次增减 2~4 单位为宜，2~3 天调整一次，但是有急慢性并发症、应激状态等特殊情况时要缩短调整周期。

调整胰岛素剂量时，最好不要三餐前的剂量同时调整，应该选择餐后血糖高的一餐进行调整，如果三餐前血糖均高，应该增加早、晚餐前的胰岛素用量。

午夜或空腹血糖过高或过低
调整睡前或晚餐前的中效胰岛素用量

早餐后血糖过高或过低
调整早餐前短效胰岛素用量

午餐后血糖过高或过低
调整午餐前短效胰岛素或早餐前中效胰岛素用量

晚餐后血糖过高或过低
调整晚餐前短效胰岛素用量

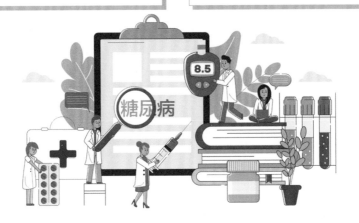

如何根据血糖情况调整胰岛素用量

降糖药的应用与患者的饮食密切相关，未能进餐的情况下使用降糖药会引起低血糖，如果进餐量减少而降糖药的剂量不变，也容易引起低血糖。当主食摄入量不足的时候，要减少降糖药剂量，主食量恢复正常后，降糖药剂量恢复即可。

血糖值（毫摩/升）	餐前胰岛素增减量	其他处理
< 2.8	减少2~3单位	立即进餐
2.8~3.9	减少1~2单位	
3.9~7.2	原剂量	
7.2~8.3	加1单位	
8.3~11.1	加2单位	饮食要适当减少，比如少吃1个鸡蛋或者少喝1杯牛奶。胰岛素注射后30~40分钟再进食
11.1~13.9	加3单位	饮食适当减少，胰岛素注射后40~50分钟再进餐
13.9~16.6	加4~6单位	饮食适当减少
16.6~19.4	加8~10单位	
餐前活动量增加	减1~2单位	或加餐
加餐前活动量减少	加1~2单位	

胰岛素的注射部位

注射胰岛素需要在特定的部位，并且注射的部位不同，吸收效果也不同。从吸收速度看，腹部吸收最快，其次是上臂外侧、大腿外侧，臀部吸收最慢。

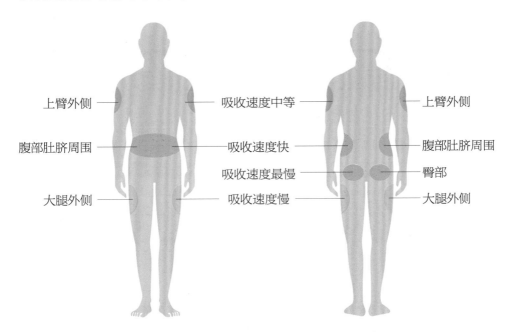

腹部：是注射胰岛素最佳部位，也最容易进行自我注射，同时也是胰岛素吸收最快的部位，但是注意不要在距离肚脐三指宽（约5厘米）以外的区域注射。

上臂：上臂宜选外侧皮肤（不宜选内侧皮肤），皮下层较薄，必须捏起皮肤注射，不方便自我注射，可由家人或医护人员协助注射。

大腿：大腿较适合进行自我注射，皮下层很薄，注射时需要捏起皮肤，皮下组织的胰岛素吸收率为70%，吸收速度较慢。需要注意的是，大腿内侧分布着较多的血管和神经，不宜注射。

臀部：臀部的皮下层最厚，吸收率低、吸收速度慢，可注射中长效胰岛素。消瘦的成年人和儿童，经常以此作为注射部位。

胰岛素的注射部位要经常变换

皮下注射胰岛素时，一个注射区域最多可以连续注射2周，2周之后就要换位置。而且这1~2周内也要在同一注射区域内更换不同的注射点。如果长期在同一个部位注射，容易引起局部皮下组织吸收能力下降，影响胰岛素的吸收和利用。

怎样注射胰岛素

注射胰岛素要使用专用注射器，主要有胰岛素注射器、胰岛素笔和胰岛素泵三种。以下以胰岛素笔为例，介绍一下注射的注意事项。

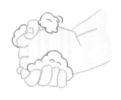

1. 注射前洗手。

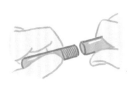

2. 拆下笔芯架。

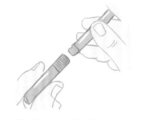

3. 将胰岛素笔芯装入笔芯架内，若为混悬液应先混匀。

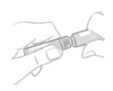

4. 组装胰岛素笔，并装上新的针头。

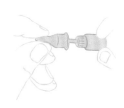

5. 安上针头，取下针帽。

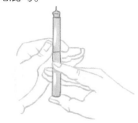

6. 注射前排气。

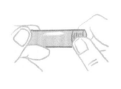

7. 拔出注射推键并调取注射剂量。

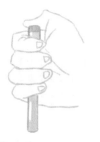

8. 实施注射，注射后停留至少 10 秒。

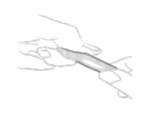

9. 取下针头并丢到专门盛放尖锐物的容器中。

大医生告诉你

胰岛素治疗方案

胰岛素替代治疗： 基本或完全依靠外源性胰岛素替代来维持血糖代谢，主要适用 1 型糖尿病。

胰岛素补充治疗： 通过补充胰岛素使血糖得到良好控制，主要适用 2 型糖尿病。

胰岛素强化治疗： 指在饮食和运动治疗干预的基础上，通过每天注射 3 ~ 4 次不同剂型的胰岛素来控制血糖。

如何避免因注射胰岛素引起的病菌感染

注射胰岛素需要将注射器刺入皮肤，操作时要加以注意，以防病菌进入人体，引起感染。

为避免感染，要保持皮肤清洁，用75%的酒精擦拭皮肤，不能使用碘酒等含碘的消毒剂。消毒时要从中心向四周擦拭，皮肤洁净度不够的时候，可以消毒

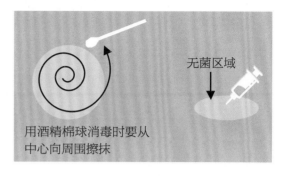

无菌区域

用酒精棉球消毒时要从
中心向周围擦抹

2遍以上。同时不要用未消毒的手或其他物品触碰已消毒的皮肤区域。

如何应对注射胰岛素引起的低血糖反应

胰岛素治疗过程中，低血糖是最常见的不良反应，但是不必慌张，只要掌握相应的方法，万一发生低血糖也能积极应对。

糖尿病患者本人以及患者家属要及时采取救治措施。首先要明确的是，注射胰岛素期间也需要按时进餐，以防发生低血糖。一旦发生低血糖，应及时加餐，进食含糖食物或者喝糖水；如果不能缓解，可以静脉注射50%的葡萄糖注射液20～40毫升。

如果低血糖经过加餐已经缓解，下次进餐时仍然需要注射胰岛素，可以适当减少胰岛素用量，并注意监测血糖水平。

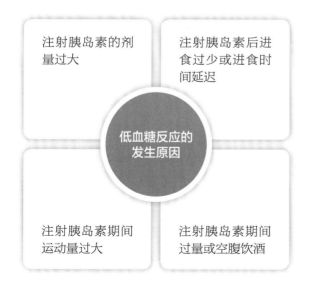

注射胰岛素的剂量过大

注射胰岛素后进食过少或进食时间延迟

低血糖反应的发生原因

注射胰岛素期间运动量过大

注射胰岛素期间过量或空腹饮酒

大医生告诉你

使用胰岛素会形成依赖吗？

胰岛素治疗只是一种方法，一旦血糖降到合理的范围，就可用口服降糖药治疗。而适时的外源性胰岛素补充，有时还可以使胰岛得到休息，休整以后，也可让患者自身的胰岛继续发挥作用。

第五匹马：病情监测

病情监测是控制糖尿病的重要手段

就目前的医疗技术来讲，糖尿病还没有有效根治的方法。根据循证医学的观点，对于糖尿病等不可逆的疾病，治疗的目的就是取得最佳的预后终点——即最好的结果。具体到糖尿病，最好的结果就是血糖得到有效控制，不得急性或慢性并发症，不因糖尿病并发症而残疾或早亡，使患者能正常生活、工作。

那么，怎样才能达到这个最佳的预后终点呢？通过大量临床研究选出了一些指标，只要患者经常对相关指标进行监测，就有可能控制病情，获得最佳的预后终点。这些相关指标**包括体重、血糖、血压、血脂、血黏度、尿常规、尿白蛋白等。**

病情监测的重要性

很多患者特别是一些中年患者，工作忙、压力大，或其他一些特殊原因，加之在糖尿病早期并没有明显并发症，所以很少重视。不注重病情监测，不进行饮食和运动干预，加上不按时用药，导致一些严重并发症，此时后悔已经晚了。对于糖尿病患者来说，控制病情的有效手段就是经常监测，我们鼓励患者进行自我监测。

主要监测哪几项

糖尿病患者的病情监测到底如何进行呢？患者至少应做以下几项化验和检查。

血糖

主要包括空腹血糖、餐后 2 小时血糖、餐前血糖和睡前血糖。通过了解血糖水平，以决定用药、进行饮食调整等。

空腹血糖	餐后 2 小时血糖	餐前血糖	睡前血糖
8 小时以上没有进食，早餐前测得的血糖值。	从进餐第一口计时，2 小时测得的血糖值。	已就餐，到下一次就餐前胃已排空时的血糖。	每晚临睡前测得的血糖值。

尿常规

除了解尿糖情况外，还可检测有没有尿酮体、尿蛋白，以利于临床分型和对酮症的排查；此外还可了解是否存在泌尿系统感染的情况。定期监测尿微量白蛋白，对于早期糖尿病肾病的筛查具有重要意义。

肝肾功能

定期监测肝肾功能，不仅可以了解肝脏和肾脏的情况，还可为患者用药提供依据。如果肝肾功能有减退的情况，有些药物是要减少剂量的；如果问题较严重，有些口服降糖药是不宜使用的。

血生化指标

检测存在于血液中的各种离子、糖类、脂类、蛋白质以及各种酶、激素和多种代谢产物的含量，叫血生化检查。主要是监测血脂情况，如有异常，可适当使用调脂药物。

血压和血黏度

高血糖、高血压、高血脂和血黏度高是威胁糖尿病患者的四大无形杀手，如果病情控制得不好，这几种情况就有可能合并出现。因此，定期监测血压、了解血液流变情况，对预防糖尿病高血压、心脑血管病变等并发症是很有必要的。

身高和体重

定期测量身高和体重，有助于了解患者的基础状况，从而指导选择用药种类。定期测量的数值，可作为日后对比的基础。

眼底

糖尿病视网膜病变早期是没有症状的，而一旦发生几乎是不可逆的，没有良好的控制方法。因此，眼底检查显得尤为重要。即使眼底状况良好，没有病变，也可以留下初始资料，以供日后对比参考。

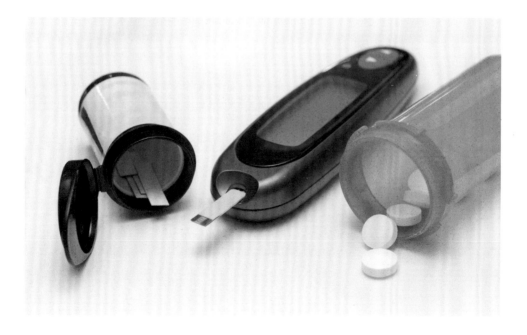

如何自测血糖

自测血糖是糖尿病患者自我管理的重要手段，如果只是偶尔到医院检查血糖，只能体现当时的情况，而其他时间的血糖情况则不得而知。因此，患者最好自备血糖仪进行自我监测，及时全面地掌握自己的血糖控制情况，为用药、日常饮食、运动等提供依据和指导，使血糖达标，减少和减缓糖尿病并发症的发生。

选购合适的血糖仪

- 看准确度。血糖仪显示数值应与去医院静脉抽血的测试值相近，不可相差太大，以免影响血糖监测，对病情造成不利的影响。

- 操作是否简便，是否有图像来指导操作。

- 看试纸。其一，因不同厂家生产的血糖仪只与自己的试纸相配套，各厂家的血糖仪和试纸互不通用，故要买能保证试纸供应的血糖仪。其二，试纸条对检测结果的影响是最关键的，绝大部分的检测误差都是因试纸变质引起的，因此最好选购有效期较长而且单独包装的试纸。

- 最好选择有记忆功能的血糖仪，以便将测定的血糖值储存起来。

- 看机器的性能。比如采血针使用是否便利，需血量多少，机器读数时间，显示屏的大小与清晰度，电池更换是否方便，校正是否方便，等等。

正确使用血糖仪

- 详细阅读使用说明书，熟练掌握血糖仪的操作步骤，养成良好的操作习惯。

- 了解血糖仪测定的指尖血糖结果与在医院测定的静脉血糖结果之间的差异。指尖血糖用的是全血，而静脉血糖用的是血浆。一般而言，在医院查静脉血糖更精准，但是不方便，检测结果反馈也不及时。虽然这两种方法测定的结果多半不一致，但是除了某些造成两种方法所测血糖差异过大、超过 1.0 毫摩 / 升的特殊情况之外，一般来说在家用血糖仪监测血糖已经足够。但如果误差超过 1.0 毫摩 / 升，则说明血糖仪有问题、测值不准确，需要进行校正或维修。

- 每次检测前，应确保血糖仪正常工作（如检查电池电量是否充足），检查试纸型号是否与仪器相配，试纸是否过期或变质。

- 注意正确的采血方法和时间。手指采血量太少，测定结果会不准确。针扎得太浅而出血量少时，不要使劲去挤，因为挤出来的血浆会影响结果的准确性。酒精消毒手指后，要等酒精完全挥发后再采血，否则酒精会稀释血液，使测试结果偏低。

- 定期对血糖仪进行校正，检查血糖仪的准确性。

正确采集指尖血

- 首先对采血的手指进行消毒，方法有两种：其一，用酒精消毒（注意不要使用碘酒消毒），消毒后要等采血部位干燥后再采血。其二，用肥皂水清洗手指，然后擦干双手，等手指晾干后再采血。
- 将要采血的手臂垂下 10~15 秒。在重力的作用下血液会向手指尖处集中，采血时就会比较顺利地获得一个饱满的圆形血滴。
- 选择手指两侧部分采血，可减轻疼痛；每次采血不要在同一部位，以免手指溃烂。
- 将采血笔固定在手指采血部位，按下采血笔按钮。
- 松开被采血的手指，轻挤足够的血慢慢滴在试纸条的反应端。
- 仪器倒计数后，从血糖仪上读出血糖值，并记录检测时间和血糖值。

多时点测血糖

一日多次的血糖监测更能准确反映患者血糖变化的全貌，只根据一次血糖监测结果调整治疗，往往会出现偏差。因此，理想的自我血糖监测应当是每天多时点测定血糖。

监测模式	代表时点	药物特点
一天监测7次血糖	三餐前、三餐后2小时、睡前	无论是口服降糖药，还是用胰岛素治疗的患者，在未能了解自己全天血糖变化时，一般需要在一日内连续监测血糖，以便为选择和调整降糖药提供依据
一天监测4次血糖	两种选择：三餐前加睡前；早餐前空腹加三餐后2小时	当血糖未达标时，一天监测4次血糖，在调整治疗时最常用。对血糖总体控制差者，先选择每天测定三餐前加晚睡前血糖，把基础血糖控制好后再调整药量，降低餐后血糖，故后期可选用每天早餐前加三餐后2小时血糖。对于以餐后血糖升高为特点的患者也以选择测定早餐前加三餐后2小时血糖为主。对血糖控制不达标的患者，每日测4次血糖，根据血糖变化特点选择不同测定模式，直到血糖控制达标
一天监测2次血糖	多种选择：早晚餐前；早餐前后2小时；午餐前后2小时；晚餐前后2小时	适用于血糖控制达标且较稳定的糖尿病患者。可根据平时生活变化情况交替选择不同时点测定血糖，一般用胰岛素治疗的患者测定频率（每周至少6次，几乎每日1次）要高于用口服降糖药（每周至少3次，几乎每两天1次）的患者
随机监测血糖	不定时，不定次数	适用于任何糖尿病患者在发生特殊情况，或有异常症状时

糖尿病特殊人群的调养

儿童糖尿病

大家通常认为，糖尿病是成年人的"专利"，但实际上儿童糖尿病的发病率并不低，甚至刚分娩的新生儿也会患糖尿病。遗传、环境、免疫、肥胖等因素被公认为与糖尿病发病密切相关。儿童糖尿病中，大多数为1型糖尿病，"三多一少"症状明显，往往起病急，一般在病后1周~3个月即可被诊断。患者可能存在发育不良的情况。那么儿童糖尿病该如何调养呢？

饮食调养

保证充足营养

因儿童处于生长发育阶段，对饮食的控制不能太严，应保证充足的营养。三大营养素摄入比例为：碳水化合物50%~65%，蛋白质10%~15%，脂肪20%~30%。碳水化合物宜选用血糖指数低的食物，如玉米面、荞麦面、莜麦面等。适当限制饱和脂肪酸的摄入量，如动物脂肪。

需要注意的是蛋白质的摄入，年龄越小相对需要量越多。0~6个月，每日推荐摄入量为9克；6个月~1岁，每日推荐摄入量为20克；1~3岁，每日推荐摄入量为25克；3~6岁，每日推荐摄入量为30克；6~7岁，每日推荐摄入量为35克；7~9岁，每日推荐摄入量为40克；9~10岁，每日推荐摄入量为45克；10~11岁，每日推荐摄入量为50克；11~14岁，每日推荐摄入量为男60克，女55克；14~18岁，每日推荐摄入量为男75克、女60克。

此外，还应注重维生素以及钾、镁、钙、铬、锌等矿物质的补充。这就要求儿童糖尿病患者食谱更应多样化。对患儿的一些小要求不用太苛刻，只要控制在总热量内，什么都可以尝一尝。

儿童饮食控制需要成人监督指导

由于儿童的自我控制能力差，因此需要成年人监督，不能允许其任意进食，尤其是不能和其他儿童一样吃很多零食，以免造成胰岛素用量不易控制。同时，应对儿童加强糖尿病教育，使其认识到不能任意进食糖果、糕点等食物。

儿童一般活泼好动，进行饮食控制时更易产生饥饿感，这时应注意调整进食习惯和胰岛素的应用时间，如可以少食多餐，也可以从三餐的主食中减去一部分，在睡前或三餐间加餐，以防止低血糖的出现。

淀粉含量高的食物如土豆、芋头、粉丝等原则上不吃，如果食用，应减去部分主食。

宜选择有氧运动

大部分的有氧运动均适合儿童及青少年糖尿病患者，如慢跑、游泳、骑自行车、步行、爬山、跳健身操等。

注意事项

● 参加撞击或举重等运动前应进行心脏检查及眼科评估。

● 要有熟知低血糖诊断、有治疗经验的成年人陪同，可准备一些糖果。预防意外发生，必要时立即送医。

● 儿童的自制能力较差，在运动时间的控制上需要成年人的约束与指导，以免在运动过程中过于兴奋、时间过长、总量过大，导致低血糖等情况的发生。

药物治疗

儿童 1 型糖尿病主要是应用胰岛素治疗，胰岛素给药法需结合年龄、病程、生活方式、控糖目标等加以选择。儿童 2 型糖尿病患者在改变生活方式、控制饮食、增加运动后不能控制血糖时，可以用口服降糖药或胰岛素治疗。目前，《中国 2 型糖尿病防治指南（2020 年版）》认为，10 岁以上、代谢稳定的儿童可用。

老年糖尿病

糖尿病是老年人的常见病和多发病，起病不典型，容易诱发并发症，大多在普查时或诊治糖尿病并发症时发现。老年糖尿病以 2 型糖尿病较为常见。

饮食调养

保证三大营养素摄入

老年糖尿病患者三大营养素摄入比例为：碳水化合物 50%～65%，蛋白质 10%～15%，脂肪 20%～30%。碳水化合物宜选用低 GI 食物，如玉米面、荞麦面、莜麦面等。蛋白质尽量选奶制品、大豆制品、鱼类等含优质蛋白质的食物。尽可能选择牛瘦肉、猪瘦肉、羊瘦肉、淡水鱼、去皮禽肉、兔肉等低脂肉类。

注重补充维生素 B_6

此外，老年糖尿病患者应注重补充维生素 B_6，即吡多醇。维生素 B_6 对色氨酸代谢有调节作用，而糖尿病患者往往存在色氨酸代谢异常，而且对于合并有神经病变的患者，补充维生素 B_6 更有好处。维生素 B_6 的食物来源主要有酵母、瘦肉及谷物、圆白菜等。

定时定量、细嚼慢咽

老年人的消化功能较差，进餐要定时定量，以保证肠胃正常运转，避免损伤肠胃。切忌暴饮暴食。每餐以七成饱为好，不能在临睡前随意吃东西。进餐时要细嚼慢咽，切忌狼吞虎咽。

少食多餐，主副食品种要多样化

老年糖尿病患者对低血糖的耐受力较差，每天要少食多餐，可以一天吃 4~5 顿饭。主副食要合理搭配，千万不能为了省事或省钱而胡乱应付。

清淡饮食

要以清淡的素食为主，忌多食肥甘厚味的食物。多吃素，少吃荤。宜食用低热量、低脂肪、低盐和高膳食纤维的食物。食盐量每天不超过 5 克。

宜选择和缓的运动方式

老年患者大多体质差，并发症多，因此宜选择散步、打太极拳等和缓的运动方式。

老年人散步的注意事项

老年糖尿病患者往往大脑的反应能力和肌肉的支撑力量都有所减弱，因此散步过程中一定要注意保持平衡。

身体虚弱的老年人散步：可以将两只手臂大幅度甩开，步伐迈得大一些，能起到活动全身的效果。

肥胖的老年人散步：每次时间长一些，比如每天散步 2 次，每次 1 小时，以促进多余脂肪的燃烧，达到减重的效果。

伴有高血压的老年人散步：要以慢速、中速为好，全脚掌着地，昂首挺胸，散步时间也最好选择在晚饭前，不宜在早晨。

伴有冠心病的老年人散步：速度一定要慢，以免引起心律失常。

药物治疗

口服降糖药应从小剂量开始，并且选用作用时间短，对肝肾功能影响小的药物。在同时服用增加磺脲类降糖药降糖作用的药物时，要注意发生低血糖，如磺胺类药物、青霉素、吲哚美辛、普萘洛尔、氨茶碱、利血平等。双胍类药物苯乙双胍容易引起乳酸酸中毒，不宜使用；老年患者肾功能减退者最好不用。

老年糖尿病患者用药量最好比中青年少 1/5～1/3。老年糖尿病患者切不可自行加大使用剂量，要严格遵照医嘱。

妊娠糖尿病

妊娠前糖代谢正常或有潜在糖耐量受损，妊娠期才出现的糖尿病，称为妊娠糖尿病。妊娠糖尿病患者糖代谢多数于产后能恢复正常，但未来患 2 型糖尿病的概率会大大增加。糖尿病孕妇的临床经过复杂，对母体和胎儿均有较大危害，必须引起重视。

在妊娠期，孕妇要将血糖控制在最佳水平。胎儿的重要器官大多在妊娠期的前 6～8 周内发育完成。妊娠糖尿病可以采用胰岛素治疗。

妊娠期血糖控制目标	
时间	血糖（毫摩/升）
空腹血糖	<5.3
餐后 1 小时	<7.8
餐后 2 小时	<6.7

注：数据参考《中国 2 型糖尿病防治指南（2020 年版）》。

饮食调养

三大营养素摄入要充分

碳水化合物	蛋白质	脂肪
300 克～400 克/日	1.5～2.0 克优质蛋白质/千克体重	50 克/日
尽量选择膳食纤维含量较高的主食，如用糙米饭或五谷饭取代白米饭，用全谷类面包取代馒头、花卷等	尽量选奶制品、大豆制品、鱼类等含优质蛋白质的食物	尽可能选择牛瘦肉、猪瘦肉、羊瘦肉、淡水鱼、海产品、去皮禽肉、兔肉等低脂肉类

需要着重补充的营养素

营养素	食物来源	功能
叶酸	绿叶蔬菜如菠菜、圆白菜，豆类，动物肝脏，橙子等	促进胎儿大脑生长发育
维生素 D	牛奶，鱼肝油等	促进胎儿骨骼发育
钙	牛奶、虾皮、豆腐、鲈鱼等	对胎儿骨骼发育有重要作用
铁	瘦肉，动物内脏及动物血等	促进造血，可以使胎儿储存更多的铁，在出生后维持自身造血的需要

低盐少油

饮食应低盐，否则容易引起水肿，同时，高血压患者要严格限制盐的摄入量。

烹调用油以植物油为主，少吃煎炸食物及肉皮、肥肉等。

早餐淀粉含量要低

由于妊娠糖尿病患者早晨的血糖值较高，因此，早餐食物的淀粉含量不宜太高，忌食粥等熬煮时间过长的淀粉类食物。

少食多餐

患者由于妊娠原因，对营养需求较大，很容易产生饥饿感。即使如此，正餐也不可一次进食过多。这就要求患者少食多餐，每天5～6餐，睡前可适当加餐。

禁烟禁酒

严格禁止妊娠糖尿病患者吸烟以及饮用酒精饮料，否则可影响胎儿智力，也不利于控制糖尿病病情。

运动有讲究

妊娠糖尿病患者尽量选择散步、缓慢的游泳、打太极拳等舒缓的运动。切记不能进行剧烈刺激的运动，如快跑、球类、俯卧撑、滑雪等。运动应以上肢运动为主，可有少量不负重的下肢运动。借用健身用脚踏车进行下肢运动也是可以的。

控制体重增长速度

妊娠期体重增长不应超过9～11千克，体重的增加在前3个月不宜超过1～2千克，以后每周增加350克为宜。

第四章

第三个"五"：
远离并发症的
"五项达标"

4

五项达标是控制糖尿病、避免并发症的关键

五项都达标，过得好、活得长

"有了并发症，心里要镇定。实现五达标，照样能长命。"这四句口诀，糖尿病患者并不陌生。对于糖尿病患者来说，短期目标是做好五件事：控制好体重、血糖、血压、血脂和血黏度，即"五项达标"。通过实现这"五项达标"，可以使糖尿病得到满意的控制，还能减少、延迟或避免并发症的产生，达到"相对健康、绝对快乐"的生活状态，不因糖尿病并发症而影响生活质量和寿命。

五项达标包括哪些内容

1. 体重达标：BMI<24

BMI，即体重指数，是目前国际上常用的衡量人体胖瘦程度以及是否健康的一个标准。根据 BMI 的评定标准，正常范围的体重指数为 $18.5 \leqslant BMI < 24$。

> BMI（体重指数） ＝ 现有体重（千克） ÷ [身高（米）]²

例如：某人身高为 1.75 米，体重为 68 千克，他的 $BMI = 68 \div 1.75^2 = 22.2$ 此人的体重属于正常范围。具体 BMI 评定标准可参照第 52 页。

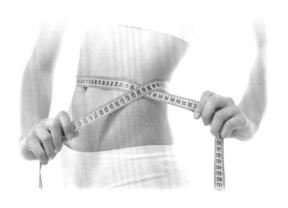

腰围是反映脂肪重量和脂肪分布的综合指标，男性腰围应小于 90 厘米，女性腰围应小于85 厘米

2. 血糖达标：餐后血糖应控制在 8 毫摩 / 升以内

糖尿病的治疗其实就是对血糖的满意控制，只要把血糖控制在合理范围，就会减轻或减少慢性并发症的发生。我们定了一个基本的标准，就是餐后血糖应当控制在 8 毫摩 / 升以下。而对于老年糖尿病患者，可适当放宽标准，餐后血糖控制在 10 毫摩 / 升以下即可。

3. 血压达标：不要超过 130 / 80mmHg

健康人保持正常血压：即收缩压（也就是常说的"高压"）在 130 毫米汞柱（mmHg）以下，舒张压（也就是常说的"低压"）在 80 毫米汞柱以下。60 岁以下的糖尿病患者的血压应控制在 130/80 毫米汞柱以下，60 岁以上患者的血压不超过 140/90 毫米汞柱。

4. 血脂达标：高密度脂蛋白胆固醇水平要达标

积极监测血脂，纠正脂质代谢紊乱，可以预防糖尿病性动脉硬化的发生，也能防治冠心病、脑卒中。糖尿病患者血脂达标的指标是：甘油三酯 < 1.5 毫摩 / 升，胆固醇 < 4.5 毫摩 / 升，低密度脂蛋白胆固醇 < 2.5 毫摩 / 升，高密度脂蛋白胆固醇 > 1.1 毫摩 / 升。

5. 血黏度达标：避免血流不畅

因为糖尿病患者的血容易黏，黏的血流特别容易堵，堵了就容易引发脑血栓、心肌梗死、下肢坏死、眼底出血和肾脏病变。血黏度长期过高对糖尿病患者危害极大，可能引发糖尿病大血管、微血管和神经并发症。

预防"高血黏"主要在饮食上要清淡、低脂、低糖，多吃蔬菜，适当运动，并彻底戒烟。如果"高血黏"状态不能得到有效控制，就要采取药物治疗。

\ 特别提示 /

五项指标并非越低越好。指标高了，会引发糖尿病并发症。既然如此，这五项指标是不是越低越好呢？事实并非如此，指标太低也会对脏器不利，还可能引起急性并发症。例如，有的患者想通过运动来达到减肥控制体重的目的，但如果运动量过大，且运动之后又不能及时摄取食物，就有可能导致低血糖甚至低血糖昏迷。因此，把握这五项达标应做到"适可而止，过犹不及"。

第一达标：
体重达标，避免肥胖

肥胖会加重胰岛素抵抗

肥胖是发生 2 型糖尿病的重要危险因素之一，2 型糖尿病患者中 80% 都是肥胖者。

我们都知道，糖尿病患者的胰岛功能受损、减退甚至基本丧失，机体的糖代谢发生了紊乱，而肥胖患者体内有高热量蓄积，无法代谢，更会加重原已存在的紊乱状态，使血糖极易升高。如果长期如此，患者体内胰岛素抵抗的病理状态就会变得愈发严重。

BMI<24

BMI 是用来判断消瘦还是肥胖的参考数值。我们在本书的 52 页给出了 BMI 的评定标准，可以以此作为参考，判断自己是否肥胖，并合理饮食，控制体重。

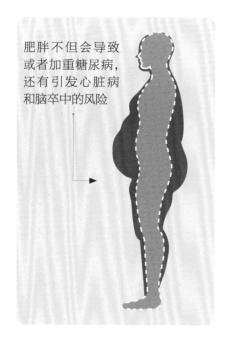

肥胖不但会导致或者加重糖尿病，还有引发心脏病和脑卒中的风险

小知识

体重并不是越低越好

控制体重、避免肥胖，是防控糖尿病的重中之重，但体重并非越低越好。虽然体重过低或消瘦的糖尿病患者，出现并发症的危险性相对低一些，但是如果伴有其他疾病则危险性就会增加；而且体重过低、过于瘦弱，抵抗力差，也很容易感染其他疾病。因此，控制体重不能矫枉过正，尤其是老年人更应当注意。

防止肥胖要如何合理饮食

肥胖是 2 型糖尿病最重要的诱发因素之一，持续时间越长，危险性越高；肥胖程度越严重，糖尿病患病率越高。因此，减肥对于控制糖尿病很重要。肥胖的糖尿病患者在起初的饮食控制阶段可能经常会有饥饿感，在坚持一段时间后，饥饿感会逐渐消失，不能半途而废。那么，肥胖的糖尿病患者如何做到合理饮食呢？

适当的主食量

主食即富含碳水化合物的食物，如大米、面粉、玉米等。每日主食量不超过 200 克。可重点选择玉米、荞麦等富含膳食纤维的粗粮为主食，这样可延缓餐后血糖上升。

低热量的蔬菜

黄瓜、番茄、柿子椒等低热量的蔬菜可以帮助糖尿病患者缓解饥饿感，每日食用量以 300~500 克为宜。

脂肪摄入要严格控制

每日脂肪的摄入以占总热量的 10% 为宜，严格控制在 20% 以下。

蛋白质摄入要合理控制

每日蛋白质以 1 克 / 千克体重的量供给，尽量选择含优质蛋白质的食物，如蛋类、奶类、大豆类、瘦畜肉、鱼肉、去皮禽肉等。

油脂摄入要合理

油脂每日摄入量在 25 克以内。烹调用油应当选择植物油，不吃煎炸类食物。

少食多餐

按时吃早中晚三餐，加餐时间可选择上午 9~10 时、下午 3~4 时和晚睡前 1 小时。

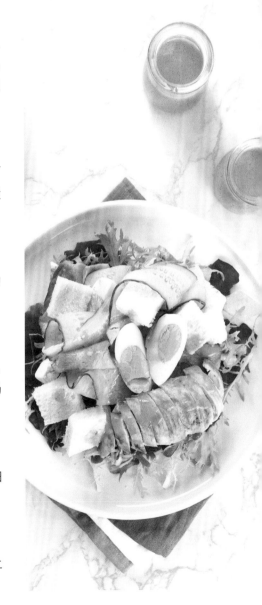

第二达标：
血糖达标，才能完美控制糖尿病

血糖控制不良，急性并发症、低血糖找上门

血糖达标无疑是调控糖尿病最为重要的一点。长期高血糖是导致糖尿病并发症的危险因素。良好的血糖控制不仅包括空腹血糖、餐后血糖和糖化血红蛋白的达标，还要尽可能避免血糖的大幅度波动。这样才能更好地纠正糖代谢紊乱，减少或延缓并发症的发生。

无论是饮食控制还是药物治疗，都需要经常监测血糖，了解治疗效果，及时调整治疗方案。

凌晨 1：00~3：00 血糖
主要针对胰岛素治疗或磺脲类降糖治疗的患者，当怀疑出现夜间低血糖时需要进行此时的血糖监测。

餐前血糖
于午餐和晚餐前测定。

空腹血糖
前一晚 22 点后不进食，第二天清晨空腹状态的血糖水平。反映人体胰岛 β 细胞的分泌功能，是血糖监测的重点。对于用药的患者，空腹血糖也是决定睡前胰岛素用量的依据。

全天 7 时段血糖监测的意义

睡前血糖
主要用来观察晚餐前口服降糖药和注射胰岛素的治疗效果，以此来判断药物剂量是否合适，是否需要加餐等。

餐后 2 小时血糖
从吃第一口饭开始，2 小时后的血糖水平。反映了进餐对血糖的影响，也是反映胰岛素情况的指标，是判断血糖控制程度的重要指标。餐后高血糖是导致糖尿病并发症尤其是大血管病变的重要诱因。

餐后 1 小时血糖
从吃第一口饭开始，1 小时后的血糖水平。监测 1 小时血糖的意义是了解进食某种食物比如水果等的血糖反应，作为选择食物的依据。

随机血糖
一天中自我感觉不良时，比如怀疑低血糖或高血糖时随时进行的血糖监测。

养成及时、规律测血糖的习惯

每一个糖尿病患者在治疗过程中都应监测血糖，养成自我监测血糖的习惯。对于糖尿病患者来说，一定要监测的是空腹血糖和餐后2小时血糖，这两项基本可以反映全天的血糖水平；而餐后1小时血糖、睡前血糖等则根据自身的情况额外进行即可。即使血糖控制得很好，或没有不适症状，也应当保持规律测血糖的习惯。

多久测一次血糖

血糖控制稳定者	监测空腹血糖和餐后2小时血糖即可，1个月监测2~4次即可
血糖控制比较稳定者	1周测一次空腹血糖和餐后2小时血糖。2~3周测一次全天7个时段的血糖
血糖控制不稳定者	每周监测不同时段的血糖4~7次
特殊情况的糖尿病患者	根据病情增加监测频率 • 胰岛素治疗者 • 口服降糖药疗效不稳定者 • 糖尿病伴应激状态如发热、肺炎、腹泻、麻醉、手术者 • 妊娠糖尿病患者 • 自我感觉不好时

糖化血红蛋白监测

血糖监测反映的是一天甚至一天不同"时间点"的血糖状态；糖化血红蛋白（HbA1c）可以反映过去3个月的平均血糖水平，不受偶尔一次血糖升高或降低的影响，反映的是"段"的血糖状态，通常作为糖尿病长期血糖控制或药物治疗效果的判定指标，也是预测糖尿病并发症发生发展的可靠指标。

《中国2型糖尿病防治指南（2020年版）》建议，我国糖尿病患者糖化血红蛋白的控制目标是＜7%，如果超过，就要调整目前的饮食、运动、用药等的治疗方案。如果糖化血红蛋白超过9%，说明已经有了慢性并发症的发病危险。一般要求3个月测定一次糖化血红蛋白，血糖控制状态平稳而理想的，一年也至少要进行2次测定。

控制高血糖也要避免低血糖

低血糖比高血糖更可怕

糖尿病患者对低血糖的耐受比较差，当血糖 ≤ 3.9 毫摩 / 升时，即视为低血糖。糖尿病患者要谨防低血糖，因为相比高血糖来说，低血糖危害更大。

高血糖是个慢性子，它的伤害是缓慢进行的，一般要经过几年甚至十几年的时间，一时半会儿不会危及生命；而低血糖来势凶猛，如果不及时应对，可能在很短的时间内就会致命，低血糖发生昏迷后，如果太长时间不处理，就会直接导致死亡。

怎么识别低血糖

低血糖的初始症状一般表现为心慌、出汗、手抖、头晕、饥饿感、烦躁、全身无力等，如此时不处理，血糖继续下降，可能会出现精神改变的表现，如多话、答非所问、异常兴奋、幻觉、神志不清、发呆等，再持续下去可能会失去知觉、抽搐、昏迷等。

低血糖的有效应对

低血糖的症状有时不好判断，但是切记一点，只要糖尿病患者有异常的、不舒服的感觉，或者家人发现患者有异常言行举止等，那就立即测一下血糖；如果没有条件立即测血糖，也可进食糖果、蛋糕、饼干等含糖食物，看症状是否缓解。但是进食必须在患者意识清楚的时候进行，患者昏迷、意识不清的时候最好立即送医院。

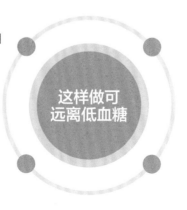

应注意避免大剂量或自行增加药物剂量

定时定量进食

这样做可远离低血糖

运动应注意合理有度，不可过量，随身携带糖果等含糖食物，以避免运动中的低血糖

不喝酒，哪怕喝得很少也可能引起低血糖，要戒酒

第三达标：
血压达标，别让糖尿病遇上高血压

糖尿病和高血压是"姐妹病"

我国高血压的发病率是很高的，在糖尿病患者中，并发高血压的概率就更高了。有医学统计显示，糖尿病患者高血压的患病率为非糖尿病患者的2倍，且糖尿病患者高血压患病率的高峰比正常人提前10年出现，而伴有高血压者更易发生心肌梗死、脑血管意外，并加速视网膜病变及肾脏病变的发生和发展。因此，糖尿病患者控制血压是非常重要的一环。

血压多少算达标

糖尿病合并高血压的情况对身体的损害是非常大的，糖尿病患者必须警惕血压的变化，并应经常监测血压。

健康人保持正常血压，即收缩压在90~119毫米汞柱，舒张压在60~79毫米汞柱。

糖尿病患者的血压达标情况是怎样规定的呢？根据年龄的不同，标准也不一样。如果糖尿病患者的年龄小于60岁，那么血压控制在130/80毫米汞柱以下。如果糖尿病患者的年龄大于60岁，血压不超过140/90毫米汞柱即可接受。有的老年人由于动脉硬化，脉压（收缩压与舒张压的差值）大，收缩压（高压）降到140毫米汞柱，舒张压（低压）就会低于70毫米汞柱，这种情况可以适当放宽标准，收缩压达到160毫米汞柱以下即可。

中国成人血压指数表

类别	收缩压（mmHg）	舒张压（mmHg）
理想血压	90~119	60~79
正常高值	120~139	80~89
1级高血压	140~159	90~99
2级高血压	160~179	100~109
3级高血压	≥180	≥110

年龄	血压（mmHg）
<60岁	<130/80
≥60岁	无动脉硬化 <140/90
	存在动脉硬化 收缩压<160

监测血压，时时记录，避免高血压

一旦查出患有糖尿病，就要进行血压测量。如果血压没有异常，也应当至少每3个月做一次血压监测。如果有血压升高的情况，则必须定时、规律地监测血压，遵从医嘱服用降压药，且复诊时需要再次测量血压情况。

糖尿病患者在监测血压时，应当注意以下几点。

测量血压要定时，并应包含多个时段

很多糖尿病患者都有这样的情况，测量一次血压的结果是正常的，觉得自身也没有什么异常，就不测血压了，这样是不行的。无论血压是否稳定，都要坚持测量血压，并且做到定时、规律。糖尿病患者长期坚持自测血压是非常有必要的，有利于及时发现血压的波动情况。所谓"定时"，以早上7点和晚上8点最好，这样就基本包含了早饭前、晚饭后（睡前）多个时段，得出的数据比较有参考价值。

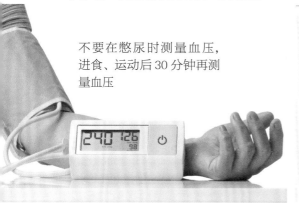

不要在憋尿时测量血压，进食、运动后30分钟再测量血压

下肢（脚踝）血压也要测量

测量血压时，我们习惯测量的是上臂血压。而通常情况下，下肢的血压比较高，糖尿病患者也需要测量下肢血压。具体方法是：安静状态，裤口上挽，露出小腿的三分之一，用测上臂血压的袖带松紧适宜地缠于小腿下部，使其下缘在内踝上2厘米左右测量即可。脚踝血压可以检测末端血液循环和缺血情况，有助于早期筛查出发生末端血管病变、糖尿病足的风险。如果下肢血压比上肢血压低，说明下肢动脉可能存在缺血的情况，需尽快解决。

卧床患者的卧位血

一些卧床的患者测血压通常采取卧位，但是不同体位测的血压值也不同。一般情况下，同一个人，卧位测得的血压会低于坐位测得的血压。因此测量血压时要做到"四定"，即每次测血压在同一时间、同一侧肢体、同一个姿势（坐位或卧位）、同一个血压计，这样测得的血压才有参考意义。

特别提示

正确测量血压的姿势（以电子血压计为准）如下。

1. 裸臂，不要将多件衣袖卷起来，否则会压迫上臂血管，造成测量不准。

2. 取坐位，手掌向上平伸，肘部位于心脏水平，大臂与身躯成45度角。

3. 将袖带平整地缠绕在肘弯上，袖带下缘应位于肘窝以上1~2厘米处，松紧以能够插入一指为宜，袖带的胶管应置于肱动脉搏动点上。

第四达标：
血脂达标，预防大血管病变

预防血脂异常，减少糖尿病血管病变的发生

血脂是人体血浆中的脂类化合物，包括甘油三酯、胆固醇、磷脂和游离脂肪酸的总称。这些物质大多不溶于水，在血液中与蛋白质结合，生成脂蛋白。

血脂异常可引起动脉粥样硬化，进而导致发生冠心病和脑血管意外，是威胁糖尿病患者健康的主要危险因素。有研究指出，血脂异常、高血压、吸烟是导致糖尿病患者发生大血管病变的三个主要危险因素。而且近年来大量的医学研究表明，血脂异常不仅会影响血管，还会损伤人体其他组织和器官。甘油三酯和游离脂肪酸沉积在肝脏内造成脂肪肝，沉积在胰岛引起毒性而逐渐破坏胰岛功能。

因此，糖尿病患者应积极预防和治疗血脂异常，这对减少其血管并发症（特别是大血管并发症），维持现有的胰岛功能，促进相对健康是非常重要的。

血脂多少算达标

血脂稳定的标准

糖尿病患者的血脂标准和正常人不一样，糖尿病患者的总胆固醇、甘油三酯、低密度脂蛋白胆固醇比正常人要低，而高密度脂蛋白胆固醇比正常人要高。

血脂	正常人的血脂达标标准			糖尿病患者达标标准
	血脂合理范围	临界高水平	升高	
总胆固醇	< 5.2	≥ 5.2且 < 6.2	≥ 6.2	—
甘油三酯	< 1.7	≥ 1.7且 < 2.3	≥ 2.3	—
低密度脂蛋白胆固醇	< 3.4	≥ 3.4且 < 4.1	≥ 4.1	< 2.5

注：血脂单位为毫摩 / 升；数据来源《中国血脂管理指南（2023 年）》

调血脂要关注饮食和运动

血脂的来源有两条途径：一是来源于我们所吃的食物，二是来源于人体内自身合成。相应的，血脂的调节要重点关注饮食和运动。

多食富含不饱和脂肪酸的食物

不饱和脂肪酸是人体必需的脂肪酸，当体内不饱和脂肪酸不足时，就会增加 2 型糖尿病的发病风险，还容易导致动脉粥样硬化。机体本身不能合成不饱和脂肪酸，必须通过食物来补充。橄榄油、坚果类、鱼类等食物均富含不饱和脂肪酸。

另外，一些饱和脂肪酸含量多的食物要尽量少吃。饱和脂肪酸容易导致身体发胖、血脂升高，对糖尿病的控制是很不利的。常见食物中，牛、羊、猪等动物的油脂以及奶油中的饱和脂肪酸含量较多。

远离高胆固醇食物

糖尿病并发血脂异常患者，每天摄入的胆固醇要少于 300 毫克，动脉粥样硬化患者每天不宜超过 200 毫克。动物内脏、油脂、蛋黄，以及干贝、鱿鱼、蟹黄等海产品，一定要少吃！

膳食纤维摄入量每天不低于 25 克

膳食纤维是人体基本营养素之一，它可以吸收肠道内多余的甘油三酯、胆固醇、糖分，然后排出体外，是糖尿病并发血脂异常患者的"好朋友"。日常饮食中可适当增加膳食纤维的摄入量，每天不宜低于25克。可以通过增加粗粮、蔬菜的摄入量来补充，如洋葱、圆白菜、豆类、西蓝花等。

常见的高胆固醇食物

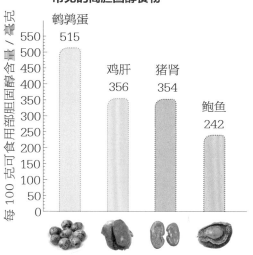

每 100 克可食用部胆固醇含量／毫克

鹌鹑蛋 515
鸡肝 356
猪肾 354
鲍鱼 242

常见的高膳食纤维食物

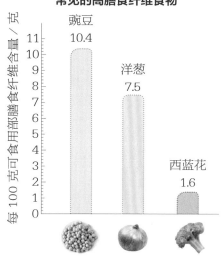

每 100 克可食用部膳食纤维含量／克

豌豆 10.4
洋葱 7.5
西蓝花 1.6

第五达标：
血黏度达标，让血管畅通无阻

高血黏对糖尿病的不良影响

血黏度长期处于增高状态，会导致高血黏的病理综合征。

高血黏对于糖尿病患者的危害是极大的。高血黏可引起血液阻滞、血管损伤、供血不足，以及局部缺氧、缺血和酸中毒，进而导致糖尿病患者并发大血管、微血管以及神经病变。此外，高血黏对于糖尿病本身的治疗也是不利的。

因此，糖尿病患者应当对高血黏问题予以重视，使自己的血黏度达标。

血黏度高怎么办

饮食调节

多吃粗粮、蔬菜等。血糖保持比较好的患者可以适当吃一些低糖的水果，如柚子、橘子等；多吃蘑菇、木耳、大蒜、洋葱、茄子、醋等能降低血黏度的食物。相对多吃鱼肉，少吃动物脂肪及内脏，少吃油炸食物。晚餐不宜过饱，少食肥腻荤腥。

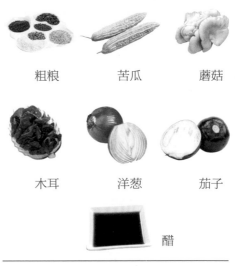

粗粮	苦瓜	蘑菇
木耳	洋葱	茄子
	醋	

这些食物可降低血黏度

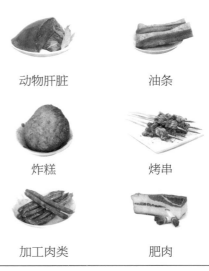

动物肝脏	油条
炸糕	烤串
加工肉类	肥肉

这些食物会增加血黏度

适当增加饮水量

正常情况下不要控制饮水，要多喝水，每天喝水不得少于 1500 毫升。

合理运动，注意锻炼

高血黏者要合理运动，通过锻炼来增强心肺功能，降低血黏度。

戒烟

吸烟可使血管收缩，加重血黏的情况。因此，糖尿病患者必须戒烟。

戒烟的好处

提升自身健康	为了家人	更好地享受人生
1. 减少患上或死于癌症、冠心病、脑卒中、肺气肿和其他与吸烟相关疾病的风险	1. 减少家人患上或死于癌症、冠心病、呼吸道传染病和其他由于吸入二手烟引起的健康问题的风险	1. 家里从此不再乌烟瘴气
2. 有利于预防肺炎和支气管炎	2. 如果你（妻子）怀孕了，戒烟会提高新生儿的健康概率	2. 手头宽裕了
3. 消除由吸烟引起的咳嗽、头痛等	3. 孩子们不用再呼吸二手烟雾了	3. 人会更有精神
4. 呼吸顺畅，更好地享受身心全面健康	4. 为孩子们树立好榜样	4. 不用再担心一身烟味，还有发黄的牙齿和手指，惹人厌
		5. 提高了味觉、嗅觉、视觉和听觉的敏感性

必要时药物调理

血黏度过高，应该遵医嘱吃抗凝药，常用的是阿司匹林。尤其是中老年糖尿病患者，可以咨询医生，借助阿司匹林等药物来解决高血黏问题，预防脑血栓和冠心病。此外，复方丹参、复方川芎等中药对于降低血黏度也有效。

出现了并发症怎么办

糖尿病并发血脂异常

糖尿病并发血脂异常的干预应以生活方式改变作为治疗基础，并且应该贯穿糖尿病治疗过程的始终。生活方式改变包括饮食调节（减少饱和脂肪酸的摄入，控制碳水化合物尤其是单糖的摄入）、增加运动、减轻体重、戒烟限酒等。

限制胆固醇的摄入量

患者应特别注意每天摄入的胆固醇量，每日摄取不应超过 300 毫克；如果已经患有冠心病或严重心血管病变，则更要严格控制在 200 毫克以下。动物内脏、蛋类（主要是蛋黄）以及墨鱼、干贝、鱿鱼、蟹黄等海产品中含有大量胆固醇，患者应加以限制。

增加膳食纤维的摄入量

患者应多吃富含膳食纤维的食物，可以促进体内多余的胆固醇排出体外。因为膳食纤维遇水膨胀，与胆固醇或其他脂质结合，可减少肠胃对胆固醇的吸收，促进肠道蠕动并增加粪便的体积，促进胆固醇随粪便一起排出，起到调节血脂的作用。

此类食物有豌豆、洋葱、西蓝花、圆白菜、大白菜、白萝卜、芹菜、海带、莴笋、竹笋、茄子、胡萝卜等蔬菜，以及苹果、梨、柚子等水果。

采用蒸、煮等少油的烹饪方法，减少油脂摄入

患者可选用富含不饱和脂肪酸的植物油，如橄榄油、玉米油等，动物油脂尽量不要食用，但即使是植物油，每天的摄入量也不应超过 25 克。调整烹饪方法，可减少油脂摄入，对于改善血脂异常很有帮助。

要尽量减少对食物的过度烹调，能生吃尽量生吃，因为生吃可以避免用油，也可以减少脂肪和盐的摄入量。熟吃的话，在烹饪时宜选用蒸、煮、拌、炖、汆、涮等方式，而不用煎、炸、熘等烹调方法，以尽量减少烹饪过程中的用油量。

重点推荐食材

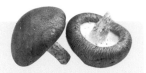

香菇

富含香菇多糖，有助于降低胆固醇含量

燕麦

富含膳食纤维，可促进体内胆固醇的排泄

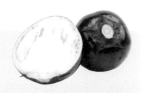

茄子

含有芦丁，有调节血脂的作用，还能保持血管弹性

生活调理，戒烟限酒

烟酒可使人体血管收缩，加重血黏程度，糖尿病患者应当戒烟限酒，养成良好的生活习惯。

谨慎选择降脂药物

临床上常用的降脂药物主要有五大类：他汀类、贝特类、烟酸类、胆酸螯合剂、胆固醇吸收抑制剂。由于降脂药一般都需长期服用，且多数对肝肾功能有不良影响，药物合用易发生相互作用，因此在使用时应选择疗效肯定、价格合适且易于耐受的药物。并且加强临床监护，同时也不主张单一药物长期大剂量应用，以免产生严重的不良反应。

增加运动、减轻体重

缺乏运动、长期肥胖，是导致糖尿病患者合并血脂异常的一个重要原因。因此，患者应适当增加活动量，通过运动来增强心肺功能，改善血液循环状态。广播体操、快慢步行都是适合血脂异常患者的锻炼方式。早餐前可以伴随着舒缓的音乐进行广播体操锻炼，时间以3~5分钟为宜；若在早餐后则可以延长到10~20分钟，患者可以自己酌情调控时间。"快慢步行"是指步行速度可采取快慢结合的方式，先快步行走5分钟，然后慢速行走（相当于散步）5分钟，再快行，这样轮换交替进行。

糖尿病并发高血压

一旦发生糖尿病合并高血压，要分两种情况来对待。

```
糖尿病合并高血压
    │           │
    ▼           ▼
初期，病情较轻   病情较重
    │           │
    ▼           ▼
暂时不予药物     药物治疗
治疗，时时监
测血压，定期
随诊
    │           │
    ▼           ▼
按随诊结果考
虑是否给予抗
高血压药物
    │
    ▼
合并高血压一旦发生，无论是否用
药，都要注意调节饮食、适当运动、
戒烟戒酒
```

严格限盐

吃盐过多是导致高血压的一个重要饮食因素，还会加重肾脏负担，因此在饮食治疗中低盐饮食是第一要素。普通人每天摄盐量应小于 5 克，而糖尿病合并高血压患者则应少于 3 克。饮食中酱油、蚝油等调料品中的盐分也应计在每日摄盐总量中。

多吃高钾蔬果，排出体内多余钠盐

蔬菜中钾的含量较高，比如菠菜、黄瓜、茼蒿、空心菜、圆白菜、韭菜等，可以促进盐分排出。梨、苹果等水果含钾量较高，吃盐多的时候可以适当吃一些，以利于排钠。香蕉中钾含量也非常丰富，但是糖分含量较高，血糖正常者可以食用，血糖高者要少吃。

增加膳食纤维的摄入

膳食纤维能吸附体内多余的钠盐，促使其排出体外，从而达到降血压的目的。同时，膳食纤维还能预防便秘，减少机体对胆固醇的吸收，减少其在血管壁上的沉积，预防血管硬化，保持血管弹性。这些对于控制血压升高都有重要意义。

\ 特别提示 /

如果在外进餐或者赴宴的时候，不小心吃了高盐食物怎么办？这就需要掌握一些小技巧，及时补救。

如果吃咸了，可以多吃高钾的蔬果，排出体内多余钠盐。还要多喝白开水，补充细胞内的水分。也可选豆浆，因为豆浆中 90% 以上是水分，且含有较多的钾，可以促进钠的排出，但是喝的时候不要加糖。一顿吃咸了，接下来的一两天饮食就要尽量清淡。

加餐应选含糖少的蔬菜

患者在控制热量期间感觉饥饿时，可食用含糖少的蔬菜，用水煮后加一些调料拌着吃。由于蔬菜所含膳食纤维多、水分多，产热低，具有饱腹作用，是患者必不可少的食物。

重点推荐食材

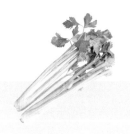

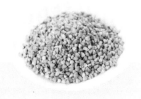

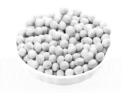

芹菜

含有芹菜素，具有降血压、防止毛细血管破裂等功效

荞麦

富含芦丁，能抑制血压上升，还能防止餐后血糖上升

黄豆

富含钾和膳食纤维，能够排出体内多余钠盐，还能延缓血糖升高

适当运动和减轻体重

对糖尿病合并高血压者，应坚持适当运动和控制体重等非药物治疗，这是非常重要的措施。它一方面可改善机体组织对胰岛素的敏感性，减少胰岛素和其他降糖药的剂量；另一方面对轻、中度高血压有降压作用。患者可选择散步、打太极拳等中低强度的运动方式。运动后以不发生头晕、心慌气短，不感到疲劳为度。如果运动结束后 1 小时心跳频率还是高于平时，那就说明运动强度过大；运动后晚上难以入睡，或第二天过于疲乏醒不来，也提示运动强度过大。中度以上的高血压患者，尤其注意不能进行高强度、剧烈的运动。

选用降压药物治疗

选择降压药物时要注意糖尿病患者常常合并体位性低血压、肾病、血脂异常、冠心病、胰岛素抵抗，与非糖尿病患者有所不同。首选药物有血管紧张素转换酶抑制剂、钙离子拮抗剂等，需要时还可加用小剂量利尿剂。

要想治疗糖尿病合并高血压，必须积极控制糖尿病，尽量改善机体组织对胰岛素的敏感性，同时还应有效地控制血压，使之处于正常范围内。避免使用影响胰岛素代谢的降压药物。

糖尿病并发肾病

糖尿病肾病是糖尿病十分常见的微血管慢性并发症，糖尿病发病10年以上合并肾病者占10%～53%，并随病程的延长而增加。糖尿病患者需要高度警惕糖尿病肾病，从一开始就应加强自我保健和自我防范，特别是要从饮食着手，减轻肾脏压力，从而减缓肾病的发展，提高生活质量。

**糖尿病
并发肾病**

防筛：
早期筛查微量蛋白尿及评估肾小球滤过率（GFR）

诊断：
糖尿病患者出现持续性大量蛋白尿，尿蛋白阳性，排除其他肾病前提下，可诊断为糖尿病肾病

临床肾病期：
低蛋白饮食，肾小球滤过率下降后加用复方 α－酮酸。同时尽早透析治疗，注意残余肾功能的保存

注意控制钾元素的摄入量

若每日尿量大于1000毫升而血钾值正常时，不必限制钾的摄入，一般可以随意选食蔬菜和水果。当肾脏对钾的排泄功能降低，出现高血钾时，应适当限制含钾高的食物，每日应低于1500～2000毫克。当出现低血钾时，则应多食含钾高的食物。

菠菜、韭菜、番茄、海带、柚子等

钾含量高的食物

多吃富含 B 族维生素的食物，促进肾细胞功能恢复

维生素 B_1 可减少白蛋白的排泄，预防因高血糖所致的肾细胞代谢紊乱，从而扭转2型糖尿病患者早期肾脏疾病。维生素 B_1 食物来源：谷类、豆类、坚果、酵母、蛋类及绿叶菜等。

维生素 B_6 能降低糖尿病肾病患者的血甘油三酯和血总胆固醇的含量，增加肾小球滤过率，促进肾细胞功能恢复正常，发挥其对糖尿病肾病的预防调理作用。维生素 B_6 食物来源：鸡肉、鱼肉、豆类、蛋黄、水果和绿叶蔬菜等。

重点推荐食材

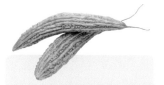

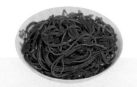

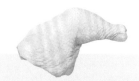

苦瓜

苦瓜中的苦瓜皂苷有助于控糖，而且它含有多种维生素和矿物质，可调节肾脏功能

海带

海带含有丰富的维生素和膳食纤维，适合糖尿病肾病患者经常食用

鸡肉

鸡肉含锌和丰富的 B 族维生素，对糖尿病及并发肾病有益

运动要适宜，掌握好度

在身体条件允许的情况下，患者可适当运动，参加一些轻松的体育锻炼，如散步、打太极拳等。但要掌握好运动强度，锻炼时间的长短应根据实际情况而定，一般以不觉疲劳为准。如出现以下几种情况，患者需要卧床休息：中度以上的水肿（主要指下肢），中重度高血压（出现头痛、头晕、呕吐症状），肉眼血尿或少尿、每日尿量在 400 毫升以下，肺部感染或心功能不全导致气短、咳嗽、心慌者，急性肾炎出现氮质血症者。

药物治疗

无论血压值多少，1 型和 2 型糖尿病患者一旦出现微量白蛋白尿，就应尽早应用血管紧张素转换酶抑制剂（ACEI）或血管紧张素 II 受体拮抗剂（ARB）。

糖尿病并发冠心病

心血管疾病是糖尿病常见的慢性并发症，糖尿病患者合并的心血管疾病主要包括冠心病、心脏神经病变等，尤以冠心病更为多见，危害严重。

饮食中需要补充铬元素

铬的缺乏会导致糖和脂肪代谢障碍，间接影响冠心病。最近证实，糖尿病合并冠心病患者血浆铬水平明显低于正常人，铬缺乏可使在循环中的胰岛素水平增高，最终导致动脉硬化。补充铬可降低低密度脂蛋白胆固醇及总胆固醇水平，降低冠心病的发病危险。

铬元素在未加工的谷物、坚果类、奶酪中含量较多。

控制食盐摄入量

糖尿病合并冠心病患者每天食盐量最多不应超过 3 克，咸菜、酱菜、各种腌制的肉类、酱豆腐等含盐量较高，不宜食用。烹饪时可用葱、姜、蒜等天然调料来增加食物的味道，以减少食盐的用量。

重点推荐食材

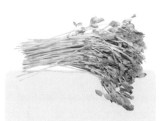

豌豆苗

豌豆苗富含铬和膳食纤维，适合糖尿病合并冠心病患者食用

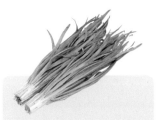

韭菜

韭菜含有的膳食纤维可以减少肠道对胆固醇的吸收，有助于预防糖尿病并发冠心病

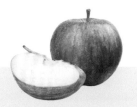

苹果

苹果含有丰富的铬，能提高糖尿病患者对胰岛素的敏感性，也有利于降低冠心病的发病危险

选择平和缓慢的运动方式

冠心病的发作常常与情绪激动、体力活动增加等有关。患者在进行活动时，应注意选择平和缓慢的运动方式，例如散步、打太极拳等，避免过于激烈的运动，注意劳逸结合。

药物治疗

常用药物主要包括：抗血栓药（抗血小板聚集药、抗凝血药），减轻心肌氧耗（β-受体阻滞剂），缓解心绞痛（硝酸酯类），调脂稳定斑块（他汀类调脂药）等。药物治疗的目的是缓解症状，减少心绞痛的发作及心肌梗死；延缓冠状动脉粥样硬化病变的发展。对于部分血管病变严重甚至完全阻塞的患者，在药物治疗的基础上，可进行血管重建治疗。

糖尿病并发痛风

糖尿病患者比较容易患上痛风。痛风很容易发展成为慢性关节炎，甚至可能引起尿酸盐在肾脏沉积，最终发展为肾衰竭。目前医学上仍无法治愈痛风，合并痛风的糖尿病患者只能通过长期坚持正确的饮食和药物治疗来消除或减轻急性期难忍的疼痛。

限制嘌呤摄入量

糖尿病合并痛风患者宜选用嘌呤含量低或基本不含嘌呤的食物，如蔬菜、水果类，将每日膳食中嘌呤含量限制在 100~150 毫克以内。避免食用高嘌呤食物，如动物内脏、海产品、发酵食品等。

处在急性期时，每天嘌呤的摄入量应少于 150 毫克，首选低嘌呤食物。处在缓解期时，可适量食用嘌呤含量中等的食物，每天脂肪的摄入量不能多于 50 克、肉类食物的总量不能超过 100 克。急性期和缓解期都应避免食用嘌呤含量较高的食物。

	嘌呤含量范围	代表食物
低嘌呤食物	< 25 毫克 /100 克	小米、小麦、玉米、红薯、芋头、土豆、冬瓜、绿叶菜、白萝卜、胡萝卜、洋葱、菜花、柠檬、西瓜、橙子、橘子、柚子、鸡蛋、鸭蛋、牛奶
中嘌呤食物	25~150 毫克 /100 克	猪瘦肉、牛瘦肉、鸡胸肉、草鱼、鲤鱼、螃蟹、花生、腰果、白芝麻、黑芝麻、银耳、海带
高嘌呤食物	> 150 毫克 /100 克	黄豆、黑豆、绿豆、红豆、猪肝、猪肠、牛肝、鸡肝、鸭肝、鲢鱼、白鲳鱼、带鱼、沙丁鱼、小鱼干、墨鱼、鳗鱼、牡蛎、蛤蜊、鱼子、干香菇、浓肉汁、肉汤、火锅汤、酵母粉

重点推荐食材

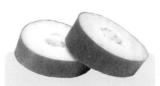

冬瓜

冬瓜中含有丙醇二酸和葫芦巴碱，有助于抑制体内的糖类转化为脂肪，而且嘌呤含量低

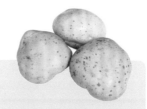

土豆

土豆的脂肪和嘌呤含量都少，且富含膳食纤维，饱腹感强，适合糖尿病合并痛风患者食用

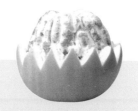

柚子

柚子含有维生素C、钾、铬等，能保护毛细血管，也有利于尿酸排出

多喝水，少（不）喝酒

　　痛风患者应多饮水，以稀释尿液，促进尿酸的排泄。心肾功能正常者，每日饮水 2000~3000 毫升（2000 毫升水相当于 250 毫升的杯子 8 杯）以上。注意睡前一定要喝水，即使在半夜，也可起来喝点水，以免晚上尿液浓缩。肾功能不全者，应在严密观察下进行液体补充。

　　酒里都含有酒精，酒精在肝脏代谢时伴随嘌呤分解代谢增加，最终导致其终产物尿酸增多；同时，酒精能造成体内乳酸堆积，对尿酸排泄有抑制作用。另外，啤酒比其他酒类所含嘌呤更高。因此，痛风患者应严格控制酒类，最好戒酒。

活动受限，注意休息

　　急性发作时，应卧床休息，抬高患肢，冷敷，疼痛缓解72小时后方可恢复活动。

分期用药、区别对待

　　急性发作时应及早、足量使用以下药物，见效后逐渐减停。可选用的药物有非甾体抗炎药、秋水仙碱、别嘌呤醇、糖皮质激素等。非甾体抗炎药可有效缓解急性痛风症状，为一线用药。秋水仙碱不良反应较多，肾功能不全者应减量使用。间歇期和慢性期可选用的药物有抑制尿酸生成药、促尿酸排泄药、碱性药物以及一些新型降尿酸药物。

糖尿病并发眼病

糖尿病对眼睛的损害最常见的是白内障，此外还可引起青光眼、玻璃体积血、屈光改变以及视神经损害等。在确认患有糖尿病后，要定期检查眼底，当出现轻微的视物模糊、视力下降症状时，应及时就医，以便早发现、早治疗。

增加膳食纤维的摄入

膳食纤维可使葡萄糖的吸收减慢，降低空腹血糖和餐后血糖浓度，并可降低血脂浓度，预防心血管疾病，还可避免因排便困难引起腹内压增高，导致眼底出血。补充膳食纤维最好食用天然的食物，如大白菜、芹菜、海带等。

常食富含胡萝卜素和维生素 A 的食物

富含胡萝卜素和维生素 A 的食物可以保护眼睛，如胡萝卜、菠菜、南瓜、鱼类、动物肝脏、蛋类、奶及奶制品等。

重点推荐食材

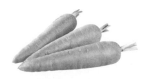

胡萝卜

富含胡萝卜素，有助于预防视网膜病变和夜盲症的发生

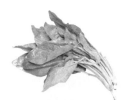

菠菜

菠菜中的叶黄素能让眼睛得到充足的血液供应，防止自由基损害眼睛

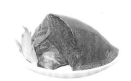

猪肝

猪肝富含维生素 A、牛磺酸，有助于保护视网膜（肥胖者、血脂异常者不宜多吃）

适当锻炼，防紫外线

适当锻炼，但避免剧烈运动；脑力劳动者要注意用眼卫生，避免长时间阅读、使用电脑等造成视疲劳。夏日做户外运动时，应避开日照强烈的时段。

临床治疗

如果已有眼部并发症，要遵照医生建议，按时用药并做必要的检查，必要时尽早使用激光光凝治疗。

糖尿病足

糖尿病患者由于发生周围神经病变与外周血管疾病，可引起足部软组织及骨关节系统的破坏与畸形，进而引发一系列足部问题，从轻度的神经症状到严重的溃疡、感染、缺血性病变等。患者对足部问题应注意早期预防，一旦发生，应积极治疗，充分解决下肢出现的症状和并发症。

对于糖尿病足的治疗，应全身治疗与对症治疗相结合。全身治疗方面，应当严格控制血糖、血压、血脂，改善全身营养状况和消除水肿。合理的饮食调理和良好的自我照顾，对患者全面有效地控制糖尿病、防治糖尿病足具有重要意义。

保证碳水化合物和足够的蛋白质

每日保证200～350克的主食。糖尿病足患者的饮食中蛋白质摄入量应比一般人要高，每日摄入蛋白质不少于100克，才能保证需要。且应选择奶、瘦肉、鱼、黄豆等含优质蛋白质的食物。在总热量确定的前提下，适当提高碳水化合物的摄入量，保证足够的蛋白质供应，减少脂肪，限制胆固醇，这是糖尿病足患者应注意的。

早晨吃好，中午吃饱，晚上吃少

早晨应摄入充足的营养素（蛋白质、矿物质、碳水化合物、维生素、膳食纤维等）。中午食量可稍大，营养更丰富些；部分肉类可放在中午食用。晚上总量要少，要清淡。

科学泡脚，水温、时间有讲究

糖尿病足患者每天科学泡脚对于促进足部血液循环和改善睡眠有较大帮助。但如果操作不当，则可能对足部造成损伤。糖尿病足患者存在足部保护性感觉缺失及痛温觉不敏感，因此水温不宜过高，以免烫伤。水温最好不要超过40℃，若伴有外周神经受损，水温不要超过37℃。水温可用手背或专用的温度计测试。泡脚的时间不能过长，一般在10分钟左右。泡完脚后注意用毛巾彻底擦干，保持足部温暖干爽。

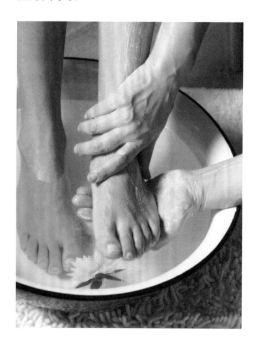

需要注意的是，如果足部有破溃的伤口，则不宜泡脚。

足部按摩要轻柔

患者可对足部进行按摩，但动作务必轻柔。对于干性皮肤，用植物油均匀涂于足部，并轻轻按摩使之充分吸收，以软化皮肤、预防干裂。

穿鞋穿袜不是小问题

对于糖尿病足患者来说，穿鞋穿袜的问题非常重要。一双宽松舒适的鞋子可减少足部压力，减少胼胝、溃疡的发生。宜选圆头厚底、系带，并且面料柔软、透气性好的鞋子，鞋子比脚大1厘米为宜，高度应该使脚趾有一定空间。最好在下午或傍晚试穿购鞋，此时脚部会略有膨胀，这个时段所选的尺码合适，那么也会适合一天中的其他时间。

一双合适、透气、吸水性强的袜子，不但能保护双脚，还能减少脚与鞋的摩擦，预防足部损伤。但注意袜口不宜太紧，以免影响足部血液循环。保持袜子干爽，每天更换。

正确处理脚胼胝及嵌甲

糖尿病足患者常有脚胼胝及嵌甲，处理胼胝及嵌甲不可大意，不能随意自行修剪，建议找有经验的修脚师或专科医生。因为胼胝可以作为异物挤压深部组织而导致坏死，使脚底出现溃烂长洞，成为穿凿样溃疡；嵌甲可因甲缘嵌入组织导致损伤，并带入细菌导致甲沟炎。在修剪过程中，常因操作不当而损伤组织，并且会因剪刀的污染而诱发感染。所以，一定要正确处理胼胝及趾甲。

每天"例行检查"，及时处理伤口

糖尿病足的病程发展快，可能几天之内就会从小伤口变成大面积溃疡。有的糖尿病足患者脚上磨出了水疱都不知道，直到脚上有臭味，才发现脚烂了。所以，糖尿病足患者每天要对足部及脚趾间做"例行检查"，查看是否有皮肤破损。如果发现足部有伤口，应及时到内分泌科或糖尿病足专科处理。对糖尿病足的处理并非简单包扎即可，在处理伤口时，一定要先彻底清创，去除脓液及坏死组织，否则伤口可能无法愈合。

特别提示

如果发生溃疡，需要彻底清创、引流；一旦感染，则必须早期切开排脓减压，彻底引流，切除坏死组织、不良肉芽、死骨等。如果发展成坏疽、病变广泛，则后果往往比较严重。

因此，糖尿病足重在预防，良好的足部护理可有效避免糖尿病足的发生。患者应当在日常生活中注意保护好足部，提高自我照顾的能力。

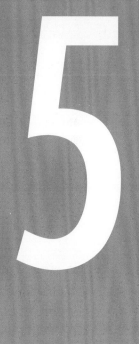

第五章

贯彻终身的饮食
疗法，到底应该
怎么吃

吃好主食谷豆不饿不晕

主食粗点儿、杂点儿

对糖尿病患者来说，碳水化合物的种类和数量对餐后血糖的控制很关键，吃对主食就相当于控好一半血糖。

主食粗一点

粗粮含有丰富的膳食纤维，可延长碳水化合物的分解时间，从而延迟糖分在小肠里的吸收，延缓餐后血糖升高，还可以补充 B 族维生素和矿物质。所以，主食除了精白米面，还应该加入全谷类，尽量吃得粗一点。可多吃点燕麦片、玉米、小米、糙米、荞麦面等。

主食杂一点

糖尿病患者比常人更需要维生素，如果缺乏会加重周围神经功能障碍。杂粮中的维生素和矿物质一般含量较高，而且每一种杂粮都含有不同的营养素。因此，除了每天多吃杂粮外，还要经常变换杂粮的品种，摄取多种营养。在烹调时，可在白米中加小米、玉米粒等做成杂粮饭。这样既可延缓血糖升高，还可增加维生素的摄入。

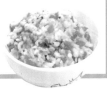

每天吃多少主食

主食中富含碳水化合物，如果碳水化合物摄入过多，就会使血糖升高而增加胰岛负担；碳水化合物摄入太少，则容易引起脂肪过度分解，导致糖尿病患者酮症酸中毒。糖尿病初期每天宜摄取主食 200～300 克，接下来可根据尿糖、血糖和用药情况加以调整。个别重体力劳动者每天主食量控制在 400～500 克，中等体力劳动者为 300～400 克，轻体力劳动者为 250～300 克，极轻体力劳动包括卧床休息者为 200～250 克。此外，糖尿病患者应注意控制蔗糖、蜂蜜、麦芽糖等纯糖制品的摄入量。

不同热量需要者每日主食摄入量

总热量 （千卡）	主食量范围（克） （糖类供热比 50%～65%）
1500	188～244
1600	200～260
1700	213～276
1800	225～293
1900	238～309
2000	250～325
2100	263～341

匀主食，巧加餐

糖尿病患者不宜暴饮暴食，每餐吃七成饱，一般两餐之间就会有饥饿感，这样就需要进行加餐。但需要注意的是，加餐并非加量，而是应将三次正餐中的主食摄入比例相应减少作为加餐，这样既可以预防低血糖，又可以减轻餐后高血糖，有利于平稳控血糖。加餐一般宜选择番茄、黄瓜等蔬果，或者牛奶、酸奶、豆制品，不要选择碳水化合物类食物，避免引起血糖波动。

粗细结合，餐后血糖更平稳

要想稳控餐后血糖，最简单的方法是食用主食时注意搭配，保证主食多样化，做到粗细互补，不仅有利于糖尿病的治疗，还有助于预防并发症。

"粗细结合"这样做

- 豆类是法宝。豆类富含植物蛋白、维生素、矿物质和膳食纤维。可与大米混合烹调做成豆饭、豆粥；磨豆浆时可多用几种豆子。
- 杂粮面粉做面点，营养丰富，口感好。可将小米面、玉米面、黄豆面按2:2:1比例做成窝头，或将70%玉米面与30%黄豆面搭配做馒头或窝头。
- 搭配颜色，好看又营养。如：加入绿色豌豆、黄色玉米粒、橙色胡萝卜，既美观，又提供了维生素，有利于预防糖尿病合并眼病；紫米、黑米、红米与白米搭配食用，能提供大量花青素类抗氧化成分，有助于预防糖尿病合并心血管疾病。

"粗细结合"要注意

- 杂粮难熟，提前泡。有一部分杂粮，如大麦、薏米、紫米、黑米及各种豆类较难熟，最好提前洗净、浸泡，以便煮的时候与米同时熟。
- 种类尽量丰富，可达到蛋白质互补。如蒸米饭时加小米、糙米、燕麦或杂豆；煮白米粥时加燕麦片；磨豆浆时加紫米；摊煎饼时加全麦粉或杂豆杂粮粉做混合煎饼等。
- 早、中、晚三餐粗粮应有所区别，比如早上打粗粮豆浆，中午煮杂粮饭，晚上可以熬点杂粮杂豆为主的八宝粥。

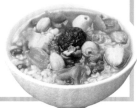

可以代替主食的薯类

土豆、红薯、芋头等薯类富含淀粉和膳食纤维，既能产生较强的饱腹感，还能延缓血糖升高速度，可以和主食交换着吃。

主食干一点，血糖上升慢

研究证明，米粒的完整性越好，消化速度越慢，血糖上升越慢。一般米饭做熟后还能保持完整的颗粒，但是长时间熬制的粥米粒已经开花，血糖生成指数比米饭高得多。因此主食做得干一点，血糖更易稳定。

如何煮粥、喝粥对血糖影响小

与米饭、馒头相比，粥的糊化程度高，血糖生成指数也高，但糖尿病患者并不是绝对不能喝粥，只要注意煮粥、喝粥的方法，就不会引起较大的血糖波动。煮粥喝粥时把握好以下几个原则。

熬粥时间不要太长，保持米粒和豆类的完整

食用粥的量不能过多，可搭配蔬菜一起吃

**如何煮粥、喝粥
对血糖影响小**

喝粥就喝粗粮粥，豆类最好占一半以上，更有助于控糖

喝粥不能快，慢慢喝，升糖慢

主食凉凉再吃有助控血糖

作为主食的面条、米饭、馒头、薯类等含有的淀粉消化速度快，能在餐后迅速升高血糖。要想有效控制血糖升高，可以将这些食物放至口感微温再食用。

这是因为，淀粉分为直链淀粉、支链淀粉和抗性淀粉三大类。其中，抗性淀粉在体内的消化速度最慢，其大多"穿肠而过"，带来的热量极少，主食冷却后可产生更多的抗性淀粉，从而达到减慢消化的目的。

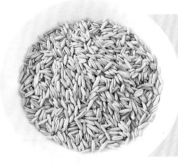

燕麦

抑制餐后血糖上升过快

性味归经 ▶	性平，味甘，归脾、胃、肝经
热　　量 ▶	377 千卡
推荐用量 ▶	40 克 / 日

对糖尿病的好处

燕麦中含有 β - 葡聚糖，这是一种水溶性膳食纤维，能加快碳水化合物在吸收利用过程中的转运速度和效率，有助于餐后血糖稳定，同时对糖尿病并发的肝肾组织病变有良好的修复作用。

对并发症的好处

燕麦含有的不饱和脂肪酸和维生素 E 等，有助于降低血液中胆固醇与甘油三酯的含量，预防动脉粥样硬化、高血压、冠心病。此外，燕麦富含膳食纤维，能润肠通便，预防便秘。

怎么吃最好

燕麦麸中 β - 葡聚糖含量高，但带着这层麸皮的整粒燕麦不易煮熟，因此可以选择去掉了麸皮的燕麦米。燕麦麸单独食用也有控糖效果，可以在做面食时加入一些，或者撒在馒头坯、面包坯表面，也可以用于煮粥。

燕麦饭

材料　大米 50 克，燕麦 25 克。

做法

❶ 燕麦淘洗干净，浸泡一夜；大米淘洗干净。

❷ 燕麦和大米放入电饭锅中，加入适量清水，按下"煮饭"键，待米饭熟即可。

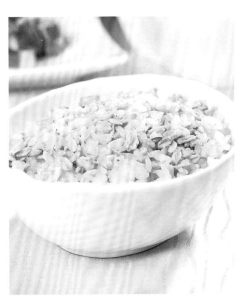

食用须知

燕麦中植酸含量高，食用过量会影响肠道吸收钙、铁等矿物质，因此每日食用量不宜过多。

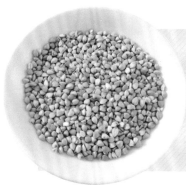

荞麦 调节胰岛素活性

性味归经 ● 性寒，味甘、微酸，归脾、胃、大肠经
热　　量 ● 337 千卡
推荐用量 ● 50 克 / 日

对糖尿病的好处

荞麦中的铬能增强胰岛素的活性，是重要的血糖调节剂。此外，荞麦中含有的芦丁能促进胰岛素分泌，调节胰岛素活性，具有控糖作用。

对并发症的好处

荞麦中含有丰富的芦丁，可以增强血管壁的弹性，具有保护血管的作用。此外，荞麦还能抑制体内脂肪的堆积，具有减肥瘦身的功效。

怎么吃最好

荞麦米口感较粗糙，蒸或煮时加些大米或糯米，会让其口感变得滑、软。荞麦磨成粉，宜做成荞麦馒头、荞麦煎饼、荞麦面条。

荞麦面煎饼

材料 荞麦面 150 克，鸡蛋 1 个，绿豆芽 100 克，猪瘦肉丝 50 克，柿子椒 30 克。

调料 生抽、盐、小苏打各适量。

做法

❶ 鸡蛋打散；荞麦面中加入鸡蛋液、少许小苏打、盐，先和成硬面团，再分次加水，搅拌成糊状。

❷ 平底锅烧热，涂上油，倒入适量面糊摊薄再翻面，待熟后即可出锅。

❸ 猪瘦肉丝和绿豆芽加盐、生抽炒熟，卷入煎饼即可。

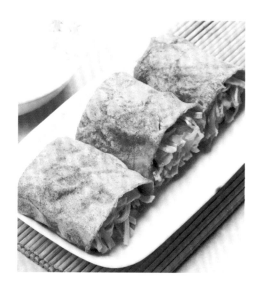

食用须知

荞麦含有致敏物质，过敏体质者不宜食用。荞麦一次食用不宜过多，否则易造成消化不良。

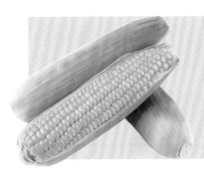

玉米 胰岛素的加强剂

性味归经 ○ 性平，味甘，归胃、大肠经
热　　量 ○ 112 千卡
推荐用量 ○ 100 克 / 餐或每天煮玉米棒 1 根

对糖尿病的好处

玉米中含有的镁、铬、谷胱甘肽等具有调节胰岛素分泌的功效，是胰岛素的加强剂，有预防糖尿病的作用。

对并发症的好处

玉米中的油酸等可降低心肌梗死、脑卒中的发病率；而亚油酸能和维生素 E 共同作用，降低血胆固醇浓度。

怎么吃最好

玉米煮粥时加少量碱，可使玉米中的烟酸充分释放出来，有利于维护糖尿病患者微血管健康。

食用须知

糖尿病患者应选择含膳食纤维较多的老玉米，尽量少吃含糖量高的甜玉米和淀粉含量高、食用后易升高血糖的糯玉米。

小窝头

材料 细玉米粉 120 克，黄豆面 80 克，酵母粉少许。

做法

❶ 所有材料混合均匀，慢慢加入温水，边加边搅动，直至和成软硬适中的面团。

❷ 取一小块面团，揉成小团，套在食指指尖上，用另一只手配合着将面团顺着手指推开，轻轻取下来，放入蒸锅。

❸ 大火烧开后继续蒸 10 分钟即可。

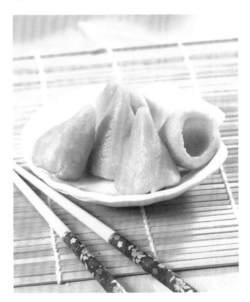

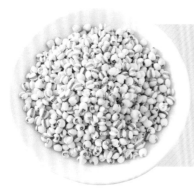

薏米
抑制氧自由基对胰岛 β 细胞的损伤

性味归经 ● 性微寒，味甘、淡，归脾、肺、胃经
热　　量 ● 357 千卡
推荐用量 ● 50~100 克 / 日

对糖尿病的好处

薏米含有的多糖有控糖作用，可抑制氧自由基对胰岛 β 细胞的损伤。此外，薏米中的膳食纤维也可延缓餐后血糖的上升速度。

对并发症的好处

薏米中的水溶性膳食纤维可以降低血液中的胆固醇以及甘油三酯，进而降血脂。此外，还能增强肾功能，改善糖尿病性肾病尿少、水肿等症状。

怎么吃最好

薏米生品性微寒，长于清利湿热，炒后（即用小火炒到微黄，略带焦斑，常作药用）寒性减弱，长于健脾止泻。

食用须知

薏米性微寒，不适合单独吃，可与温性食物一起煲汤，具有很好的滋补作用。可将鸡腿、番茄与薏米一起炖煮。

南瓜薏米饭

材料 南瓜 300 克，薏米 150 克，大米 100 克。

做法

❶ 南瓜洗净，切开，去皮和子，切小丁；薏米洗净，浸泡 4 小时；大米洗净。

❷ 大米、薏米、南瓜丁和适量开水放入电饭锅中，按下"煮饭"键，蒸至电饭锅提示米饭蒸好即可。

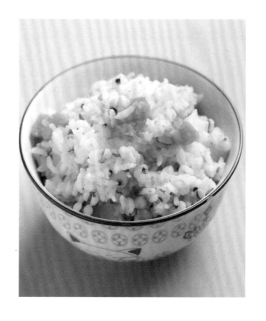

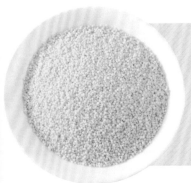

小米

帮助葡萄糖转化成能量，控制血糖升高

性味归经 ● 性凉，味甘、咸，归肾、脾、胃经
热　　量 ● 361 千卡
推荐用量 ● 50~100 克/日

对糖尿病的好处

小米中所含的维生素 B_1 可以参与碳水化合物和脂肪的代谢，能够帮助葡萄糖转化成能量，控制血糖升高。

对并发症的好处

小米中的膳食纤维具有促进肠蠕动、预防便秘的功效。此外，小米还对糖尿病患者服用药物引起的肠道反应及并发动脉硬化有辅助治疗的作用。

怎么吃最好

小米吃法很多。可添加莲子、百合、核桃以及豆类同煮，不仅味道好，而且可以降低小米粥的血糖指数。也可将小米磨成粉，搭配黄豆面、小麦粉等，制成各种饼、杂粮馒头、发糕等。

食用须知

煮小米粥时不宜放碱，因为碱会破坏小米中的维生素，造成营养损失，不利于血糖的控制。

小米面发糕

材料 小米面 100 克，黄豆面 50 克，酵母适量。

做法

❶ 小米面、黄豆面和适量酵母用温水和成较软的面团，醒发 20 分钟。

❷ 将面团整形放在蒸屉上，用大火将水烧开，转小火蒸半小时至熟，取出凉凉，切成小长方块即可。

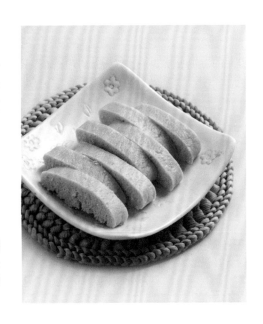

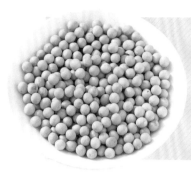

黄豆 平稳血糖、改善糖耐量

性味归经 ▶ 性平，味甘，归脾、大肠经
热　　量 ▶ 390 千卡
推荐用量 ▶ 30 克 / 日

对糖尿病的好处

黄豆富含膳食纤维和大豆异黄酮等物质。有平稳血糖、改善糖耐量的作用。

对并发症的好处

黄豆中的植物固醇有降胆固醇的作用，它在肠道内可与胆固醇竞争，减少胆固醇的吸收。此外，黄豆中所含的膳食纤维能吸收胆酸，减少体内胆固醇的沉积。

怎么吃最好

黄豆有豆腥味，在炒黄豆时，滴几滴黄酒，再放入少许盐，可减少豆腥味。

食用须知

黄豆中含有胰蛋白酶抑制剂，生食易发生胀气、呕吐等，因此豆制品一定要烹熟再食用。经常喝豆浆、吃豆腐等也有助于补充优质蛋白质，对平稳血糖、调控血压等有益。

芥蓝炒黄豆

材料 芥蓝 200 克，黄豆 50 克。
调料 葱花、蒜片、醋各 5 克，盐 2 克。
做法

❶ 黄豆洗净，浸泡一夜，煮熟；芥蓝洗净，入沸水中焯一下，捞出切小段。

❷ 锅置火上，加入植物油烧至六成热，放葱花、蒜片爆香，再将芥蓝、黄豆放入锅中炒熟，最后加盐、醋调味即可。

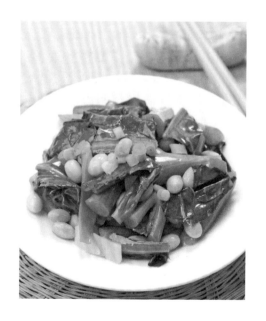

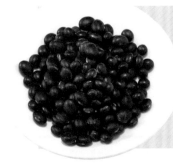

黑豆 提高胰岛素敏感性

性味归经	性平，味甘，归脾、肾经
热 量	401千卡
推荐用量	30克/日

对糖尿病的好处

黑豆含有丰富的铬，铬能帮助糖尿病患者提高对胰岛素的敏感性，有助于糖尿病的治疗。

对并发症的好处

黑豆中含有丰富的钾，钾具有维持细胞内外渗透压和酸碱平衡的作用，可以排出体内多余的钠，有助于降血压。

怎么吃最好

生黑豆中的胰蛋白酶抑制剂会降低人体对蛋白质的吸收，但经过加工烹饪后不会对人体造成伤害，所以黑豆一定要熟透了吃（黑豆豆浆也一定要煮沸后再多煮5分钟），这样黑豆中的营养才能更好地吸收。

食用须知

胃胀腹胀或消化不良的人最好不要吃太多黑豆，否则会加重症状。

凉拌黑豆

材料 黑豆80克，芹菜、红彩椒各30克。

调料 盐3克，香油2克，八角、干辣椒、花椒、肉桂、陈皮各适量。

做法

❶ 黑豆洗净，用清水浸泡8小时；芹菜洗净，切成丁，放入沸水中焯一下；红彩椒去蒂除子，洗净，切成丁。

❷ 锅内放水，加入盐、八角、干辣椒、花椒、肉桂、陈皮煮开，然后放入黑豆，中火焖煮至熟，捞出，凉凉。

❸ 芹菜丁、红彩椒丁和黑豆拌匀，加盐、香油拌匀即可。

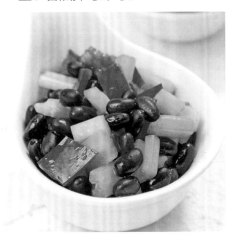

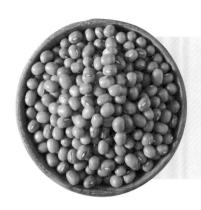

绿豆 辅助治疗肥胖症和糖尿病

性味归经 ● 性凉，味甘，归心、胃经
热　　量 ● 316 千卡
推荐用量 ● 40 克 / 日

对糖尿病的好处

绿豆富含膳食纤维、钾等，对糖尿病患者控制空腹血糖、餐后血糖有一定作用，对肥胖者有辅助治疗的作用。

对并发症的好处

绿豆有止渴控糖、消水肿、利小便的作用，对治疗糖尿病合并肾病有一定的作用。此外，绿豆还含有降压成分，对调理糖尿病并发高血压有一定帮助。

怎么吃最好

绿豆可与大米、小米掺和起来制作米饭、粥等主食；也可磨成粉后制作糕点及小吃，可有效平稳餐后血糖。

绿豆芹菜汤

材料 绿豆、芹菜各 50 克。
调料 盐、香油各 2 克。
做法

❶ 绿豆洗净，用清水浸泡 6 小时；芹菜择洗干净，切段。

❷ 将绿豆和芹菜段放入搅拌机中搅成泥。

❸ 锅置火上，加适量清水煮沸，倒入绿豆芹菜泥搅匀，煮沸后用盐调味，淋入香油即可。

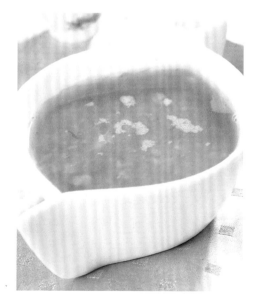

食用须知

煮绿豆时忌用铁锅，因为豆皮中所含的单宁遇铁后会发生化学反应，生成黑色的单宁铁，并使绿豆的汤汁变为黑色，影响味道及人体的消化吸收。

合理吃肉，控糖不耽误

肉类的选择顺序是鱼、禽肉、瘦畜肉

通常，我们把猪肉、牛肉、羊肉和兔肉叫作红肉，而把禽肉、鱼、虾叫作白肉。红肉的特点是肌肉纤维粗硬、脂肪含量较高；而白肉肌肉纤维细腻、脂肪含量较低，脂肪中不饱和脂肪酸含量较高，特别是鱼类，含有较多的多不饱和脂肪酸，对于预防血脂异常具有重要作用。因此，糖尿病患者选择肉类的时候，尽量多吃白肉少吃红肉，有利于控制体重和血脂。可将鱼肉作为首选，其次是去皮禽肉、瘦畜肉。

另外，同一种肉类的不同部位脂肪含量也不同。以鸡肉为例，不带皮的鸡胸肉脂肪最低，其次是去皮鸡腿肉，而鸡翅的脂肪含量很高，糖尿病患者要慎吃。

尿酸较高的糖尿病患者要少吃鱼

尿酸水平正常的糖尿病患者可每周吃鱼类2~3次，每次40~75克为宜；而合并有血尿酸轻度偏高（360~420毫摩/升）的糖尿病患者应该适当减少鱼类的摄入，每周吃1次，每次40克左右；如果血尿酸水平超过420毫摩/升，则不宜吃鱼，以免诱发痛风。

怎么烹调肉类能减少脂肪摄入

烹调时，减少脂肪层

- 烹调前，去掉鸡肉、鸭肉等禽肉的外皮和脂肪层，将生肉上看得到的肥肉油脂剔除掉。
- 烹调肉类时，采用蒸、煮、炖等方式，减少用油量和肉类本身的脂肪。还可事先用沸水焯烫，去除多余脂肪，减少烹制过程的吸油量，降低整道菜的热量。具体做法为：先将肉切成丁、条、丝、片等形状，入沸水中焯烫至肉色转白，漂起后捞出备用。

食用时，去掉脂肪

- 吃鸡翅时最好把皮和皮下的脂肪层去掉。
- 吃炖肉时，一定要将漂浮在汤表面的油脂去掉。
- 少吃牛排、猪排、鸡块等大块肉，将肉切成细丝、丁状或片状，摄入的脂肪量也会相对减少。
- 吃肉类的时候多搭配一些新鲜蔬菜以保证营养的均衡，也可避免肉类进食过量。

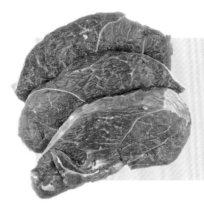

牛肉 提高机体对葡萄糖的利用

性味归经 ● 性平，味甘，归脾、肾经
热　　量 ● 125 千卡
推荐用量 ● 40~75 克 / 日

对糖尿病的好处

牛肉中的锌元素可提高胰岛素原转化为胰岛素的能力，提高肌肉和脂肪细胞对葡萄糖的利用。

对并发症的好处

牛肉中的亚油酸具有调血脂、促进微循环的作用，有助于预防或减少心血管病的发病率，帮助糖尿病患者预防并发慢性病。

怎么吃最好

糖尿病患者吃牛肉宜煮、炖、制馅等，还非常适合搭配番茄、萝卜等一起烹调，味道好，更有利于血糖控制。

山楂炖牛肉

材料 山楂 100 克，牛瘦肉 250 克。
调料 葱花、花椒粉、盐各适量。
做法
❶ 山楂洗净，去子和蒂；牛瘦肉洗净，切块，冷水入锅，烧开焯去血水。
❷ 炒锅倒入植物油烧至七成热，下葱花、花椒粉炒出香味，放入牛肉块翻炒均匀。
❸ 倒入开水和山楂，用小火炖熟，用盐调味即可。

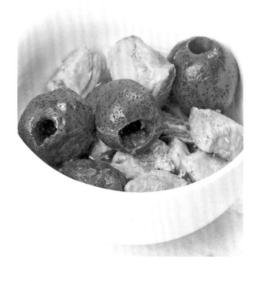

食用须知
牛里脊是肉质最细嫩的部位，且脂肪含量较其他部位低，尤其适合糖尿病患者选用。

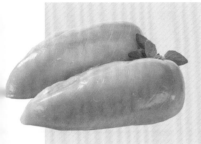

鸡肉

增强肌肉和脂肪细胞对葡萄糖的利用

性味归经 ▶ 性温，味甘，归脾、胃经
热　　量 ▶ 167 千卡
推荐用量 ▶ 40~75 克 / 日

对糖尿病的好处

鸡肉含有丰富的锌元素，可增强肌肉和脂肪细胞对葡萄糖的利用。此外，鸡肉含有丰富的优质蛋白质，是糖尿病患者摄取蛋白质的重要来源。

对并发症的好处

鸡胸肉中含有的 B 族维生素有助于改善微血管病变，并具有保护神经系统的作用。

怎么吃最好

应在烹饪前将鸡皮去掉，这样可减少脂肪摄入，有利于糖尿病并发血脂异常患者控制血糖。

食用须知

鸡屁股是淋巴最为集中的地方，也是储存病菌、致癌物的仓库，应弃掉不要。

荷兰豆拌鸡丝

材料　鸡胸肉 150 克，荷兰豆 100 克。
调料　蒜蓉 10 克，盐 2 克，香油 3 克。
做法

❶ 鸡胸肉冲洗干净，煮熟冷却，撕成细丝，用盐水浸泡半小时，捞出沥干水分；荷兰豆洗净切丝，放入沸水中焯一下。

❷ 将鸡丝、荷兰豆放入盘中，再放入蒜蓉、盐、香油拌匀即可。

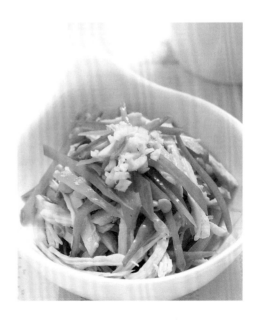

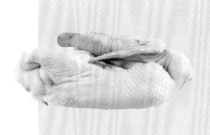

鸭肉 补充 2 型糖尿病消耗的 B 族维生素

性味归经 ● 性平，味甘、微咸，入肺、肾经
热　　量 ● 240 千卡
推荐用量 ● 40~75 克 / 日

对糖尿病的好处

鸭肉能补充 2 型糖尿病患者因胰岛素抵抗消耗的 B 族维生素。此外，鸭肉中含有的锌能使肌肉和脂肪细胞对葡萄糖的利用大大增强，有助于控血糖。

对并发症的好处

鸭肉所含的 B 族维生素和维生素 E 对心肌梗死等心脏病患者有保护作用。此外，净鸭肉的脂肪含量低，且多为不饱和脂肪酸，有助于预防糖尿病并发心血管疾病。

怎么吃最好

糖尿病患者在吃鸭肉的时候，最好去皮食用，以免摄入过多的脂肪。鸭肉尤其适合秋季常吃，可滋阴、补肾，缓解秋燥。

食用须知

不应常食烟熏和烘烤的鸭肉，因其加工后可产生苯并芘物质，有致癌作用。

双椒鸭丁

材料 柿子椒、红彩椒各 25 克，鸭肉 250 克。

调料 葱花、盐各适量。

做法

❶ 鸭肉洗净，切丁；柿子椒、红彩椒去蒂及子，切块。

❷ 炒锅倒入植物油烧至七成热，下葱花炒出香味，放入鸭肉丁翻炒变白，加入适量水焖熟，放入柿子椒丁和红彩椒丁炒熟，用盐调味即可。

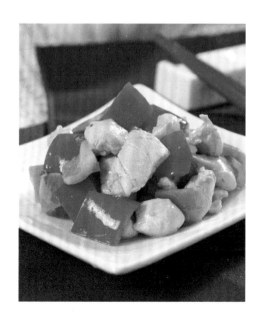

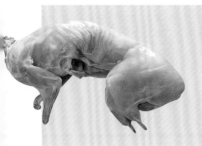

兔肉

预防负氮平衡，控制血糖升高

性味归经 ● 性凉，味甘，归肝、大肠经
热　　量 ● 102 千卡
推荐用量 ● 40~75 克 / 日

对糖尿病的好处

兔肉富含优质蛋白质，可为糖尿病患者补充因糖异生而消耗的蛋白质，预防负氮平衡，而且不会引起血糖骤升。

对并发症的好处

兔肉含有的卵磷脂可以保护血管，预防动脉硬化，还可预防血栓的形成。此外，兔肉中的不饱和脂肪酸能够降低血黏度。

怎么吃最好

兔肉顺着纹路切，加热后才能保持菜肴的形态，肉味更加鲜嫩。若切法不当，兔肉加热后会变成粒屑状，而且不易煮烂。

食用须知

烹饪兔肉时，宜先冷水下锅焯烫，可减少油脂摄入。兔皮脂肪含量高，宜去皮食用。

芝麻兔肉

材料 黑芝麻 15 克，兔肉 400 克。
调料 葱段、姜片各 5 克，香油、盐各 3 克。

做法

❶ 黑芝麻洗净，炒香备用；兔肉去皮，洗净，放入锅内，加适量水烧开，放入葱段、姜片焯去血水，撇沫后将兔肉捞出。

❷ 锅内再放入清水，放兔肉用小火煮1 小时，捞出凉凉，剁成块，装盘。

❸ 碗内放香油、盐调匀，边搅边将黑芝麻放入，然后浇在兔肉上即可。

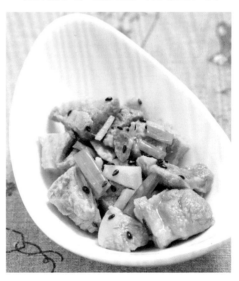

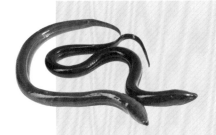

鳝鱼 具有双向调节血糖的作用

性味归经 ◎性温，味甘、咸，归肝、胃、脾经
热　　量 ◎89 千卡
推荐用量 ◎1~2次/周，40~75克/次

对糖尿病的好处

鳝鱼中含有鳝鱼素，具有双向调节血糖的生理作用，可辅助调理糖尿病。

对并发症的好处

鳝鱼中含有丰富的维生素A，具有保护视力的作用，有助于预防糖尿病眼病。

怎么吃最好

在烹调鳝鱼前用盐轻轻搓洗去除表面的黏液，或用料酒或黄酒腌渍半小时左右，可以去除鳝鱼的腥味。

韭菜炒鳝丝

材料 韭菜150克，活鳝鱼200克。
调料 蒜末、姜丝各5克，盐3克。
做法

❶ 鳝鱼宰杀好，去除内脏，冲洗干净，取肉，切丝；韭菜择洗干净，切段。

❷ 炒锅置火上，倒入植物油烧至五成热，放入鳝鱼丝煸熟，加蒜末、姜丝炒香。

❸ 放入韭菜段炒1分钟，用盐调味即可。

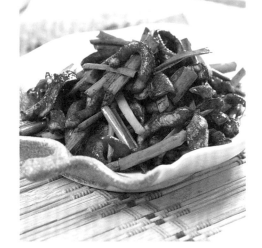

食用须知

鳝鱼宜现杀现烹，因为鳝鱼死后体内的组氨酸很快就会转化为组胺，人吃了之后会出现头晕、头痛、心慌、胸闷等中毒症状。

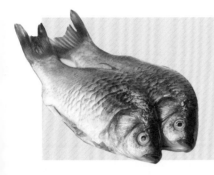

鲫鱼 促进糖代谢，有助于控糖

性味归经 ● 性平，味甘，归脾、胃、肾经
热　　量 ● 108 千卡
推荐用量 ● 1~2 次/周，40~75 克/次

对糖尿病的好处

鲫鱼中的钙、镁、锌、硒等矿物质能够促使胰岛素正常分泌，升高血清中胰岛素的水平，促进糖代谢。

对并发症的好处

鲫鱼容易消化吸收，是肝肾、心脑血管疾病患者的良好蛋白质来源。糖尿病患者经常食用可增强抗病能力。

怎么吃最好

鲫鱼肉嫩味鲜，最好是清蒸或煮汤，若经油炸，食疗功效会打折扣，也不利于糖尿病患者控血糖。

鲫鱼豆腐汤

材料　净鲫鱼 1 条，豆腐 150 克。
调料　姜片、葱段各 3 克，盐 4 克，白酒、料酒各 10 克。

做法

❶ 鲫鱼洗净，倒白酒、盐，腌渍 10 分钟。

❷ 豆腐切块，入烧开的淡盐水中烫 3 分钟，捞出沥干备用。

❸ 锅置火上，倒油烧热，放姜片爆香后放鲫鱼，将鱼两面煎至微黄，倒入适量水，放葱段、料酒，大火煮开后转小火煮 20 分钟即可。

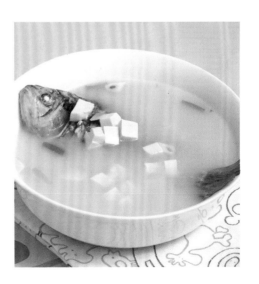

食用须知

鲫鱼子含胆固醇较高，血脂异常患者不宜多吃。

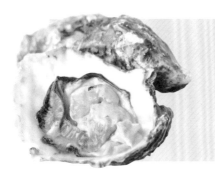

牡蛎

有助于调理糖尿病周围神经病变

性味归经 ● 性平，味甘、咸，归肝经
热　　量 ● 73 千卡
推荐用量 ● 30～50 克 / 日

对糖尿病的好处

牡蛎中的牛磺酸可增强胰岛素促进肝糖原转化的作用，减轻胰岛负担，对糖尿病患者十分有益。

对并发症的好处

牡蛎含有丰富的 B 族维生素，有利于维护神经系统的健康，调理糖尿病周围神经病变。

怎么吃最好

在烹调牡蛎时加入少许白葡萄酒可以除腥味，或者加入适量姜末再清蒸。这两种方法还可增强牡蛎的控糖功效。

牡蛎煎蛋

材料　牡蛎肉100克，鸡蛋1个（约60克）。

调料　葱花、花椒粉各适量，盐2克。

做法

❶ 牡蛎肉洗净；鸡蛋洗净，磕入碗内，打散，放入牡蛎肉、葱花、花椒粉、盐，搅拌均匀。

❷ 锅置火上，倒入适量植物油，待油温烧至六成热，淋入牡蛎蛋液煎至两面金黄即可。

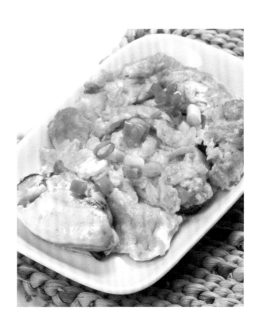

食用须知
生吃牡蛎可引发腹泻等症状，因此应尽量煮熟食用。

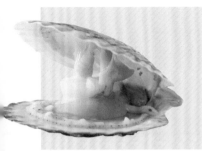

扇贝 预防胰岛 β 细胞氧化破坏

性味归经 ● 性平，味甘、咸，归脾、胃、肾经
热　量 ● 60 千卡
推荐用量 ● 1 次 / 周，40~75 克 / 次

对糖尿病的好处

扇贝中含有丰富的硒元素，能预防胰岛 β 细胞氧化破坏，修复胰岛细胞，有助于调节糖代谢。

对并发症的好处

扇贝含有蛋白质、维生素及钙、铁、镁、钾等多种矿物质，能消除疲劳，预防过度肥胖。

怎么吃最好

吃扇贝时搭配些大蒜，不仅能杀菌，还能延长 B 族维生素在人体内的停留时间。

食用须知

蒜蓉粉丝蒸扇贝虽是常见吃法，但对糖尿病患者而言，摄入过多粉丝不利于控糖，可改食蒜蓉蒸扇贝。

蒜蓉蒸扇贝

材料 带壳扇贝 500 克，柿子椒、蒜末各 50 克。
调料 葱花、姜末各适量，生抽 5 克。
做法

❶ 柿子椒洗净，去蒂及子，切丁；扇贝洗净。

❷ 取一小碗，放入蒜末、姜末、生抽拌匀制成料。

❸ 把柿子椒丁放在扇贝上，淋上拌好的料，上笼大火蒸约 5 分钟后取出，撒上葱花即可。

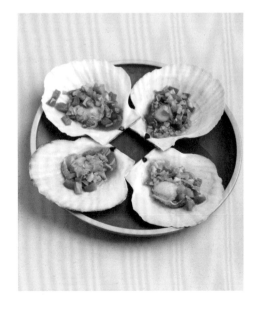

多吃蔬菜，低热量、不肥胖

蔬菜摄入量保证每日500克

大多数人都知道吃蔬菜对身体好，但具体到每天应该食用的蔬菜量，很多人往往并不清楚。中国营养学会建议每天吃300~500克蔬菜，是说实际吃进去的量，不包括扔进垃圾桶的量。对于糖尿病患者来说，蔬菜每天应吃够500克；从品种上来说，一天最好吃5种以上。

吃蔬菜遵循"彩虹效应"

每天要调换蔬菜的品种，尽可能在一周内多吃些不同种类的蔬菜，保证叶菜类、茄果类、根茎类、鲜豆类、瓜类等各类蔬菜都要吃到。每周吃的蔬菜颜色最好像彩虹，而且颜色越深，营养价值越高。

一般来说，深绿色蔬菜有菠菜、油菜、空心菜、圆白菜、芥菜、芥蓝、西蓝花、韭菜、茼蒿等。红色、橘红色蔬菜有番茄、胡萝卜、南瓜、红辣椒等。紫红色蔬菜有紫洋葱、红苋菜、紫甘蓝等。

深绿色蔬菜占一半，控糖更有力

蔬菜是糖尿病患者饮食中的重要组成部分，不仅有助于控糖，还能帮助降低多种癌症和心脑血管疾病的发生危险。国外研究发现，各类蔬菜中，深绿色蔬菜的控糖效果最好。因此，糖尿病患者的深绿色蔬菜食用量应占总蔬菜量一半。也就是说，桌上如果有两样蔬菜，应至少有一样是深绿色蔬菜。每日摄取200克以上的深绿色蔬菜，可延缓餐后血糖的上升。

有些蔬菜可充当水果零食

低热量、水分多的蔬菜，如黄瓜、番茄等含糖量低，糖尿病患者可以此代替水果食用。

糖尿病患者减少了饭量，两餐之间感到饥饿时，吃一根或半根黄瓜，相当于加餐一次。黄瓜含糖量不到5%，且富含膳食纤维，能增加饱腹感。

餐前食用凉拌黄瓜或番茄，不仅可以延缓餐后血糖的上升，还可以增加饱腹感，减少正餐的饭量。

宜将番茄放在两餐之间当水果食用，补充维生素C。

搭配菌菇类，帮助降脂降压

联合国粮农组织曾提出"一荤一素一菇"的健康准则。我国的《中国居民膳食指南（2022）》也建议增加菌类食物（食用菌）的摄入，推荐每天至少吃一次菌类。食用菌含有具有特殊健康价值的成分——菌类多糖。

菌类多糖被证明具有提高免疫力、调节血脂、抗癌、抗血栓等作用，且食用菌所含的维生素 D 有助于调理 2 型糖尿病和骨质疏松症。

如下菌菇均适合糖尿病患者选用。

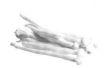

鸡腿菇
降血压、血脂，防动脉粥样硬化

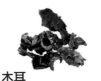

木耳
降低血黏度、抗脂质过氧化

香菇
降血压，提高免疫力

草菇
可促进体内毒素排出

蔬菜大块烹调急火快炒，营养更好

蔬菜中的维生素含量高，但维生素怕热，有的还会随水分流失，因此要注意烹调方法，以最大程度保留营养。

先洗再切： 蔬菜洗后再切可避免水溶性维生素从切口流失。

现吃现做： 提前切好放置太久，也会造成营养素的流失。

切大块： 切得越细碎，烹调时流失营养越多。为更好保存营养，尽量切大块。

大火快炒： 炒的时候要急火快炒，减少加热时间造成的营养流失，炒好立即出锅。

进食淀粉多的蔬菜，要减少主食量

山药、藕、鲜豌豆、毛豆、土豆等食物的碳水化合物含量较高，不宜作为蔬菜大量食用。应适当食用，并相应减少主食量。

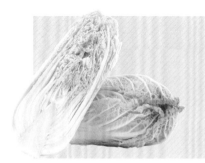

大白菜

保护胰岛细胞免受自由基的侵害

性味归经 ● 性凉，味甘，归胃、大肠经
热　　量 ● 17 千卡
推荐用量 ● 100～200 克 / 日

对糖尿病的好处

大白菜膳食纤维的含量相当丰富，不仅能够促进胃肠蠕动，还具有降血糖的功效。所含的维生素 E 可保护胰岛细胞免受自由基的侵害，还能保护心血管。大白菜是低糖食物，不易引起餐后血糖的剧烈变化。

对并发症的好处

大白菜中所含的果胶可以帮助人体排出多余的胆固醇，降低血脂。此外，大白菜中钠的含量较少，不会使机体保存多余水分，可以减轻心脏负担。

怎么吃最好

大白菜与肉类或豆腐、海米等同食，既可使营养素互补，充分发挥控糖作用，也可提高菜品的营养价值。切大白菜时宜顺丝切，大白菜易熟。烹调宜急火快炒，以免营养流失。

食用须知

不要吃隔夜的熟大白菜，否则易产生较多亚硝酸盐，在人体内会转化为致癌物质亚硝胺。

大白菜心拌海蜇

材料　大白菜心200克，海蜇皮100克。
调料　蒜泥、盐、生抽各适量，香油2克。

做法

❶ 海蜇皮放冷水中浸泡３小时，洗净，切细丝；大白菜心择洗干净，切成细丝。

❷ 海蜇丝和大白菜丝一同放入盘中，加蒜泥、盐、生抽、香油拌匀即可。

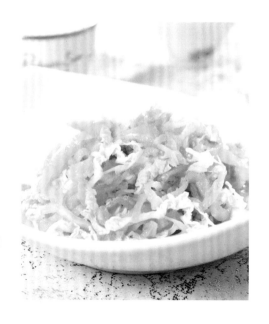

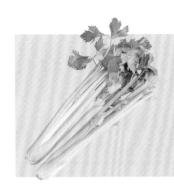

芹菜　减少患者对胰岛素的用量

性味归经 ▸ 性凉，味甘、辛、微苦，归肺、胃、肝经
热　　量 ▸ 17 千卡
推荐用量 ▸ 100~150 克 / 日

对糖尿病的好处

改善糖代谢，调节血糖。芹菜中含有较多膳食纤维，有助于改善糖尿病患者的糖代谢，增加胰岛素受体对胰岛素的敏感性，从而减少糖尿病患者对胰岛素的用量。

对并发症的好处

芹菜含有特殊成分芹菜素和丰富膳食纤维，对预防调理糖尿病并发高血压、肥胖症有积极作用。

怎么吃最好

糖尿病患者可将芹菜榨汁喝，能更好地保存控糖成分，经常饮用，有利于稳定血糖。芹菜叶中含有胡萝卜素和维生素 C，可以一同榨汁饮用。

食用须知

芹菜膳食纤维较粗，不太好消化，肠胃不好的糖尿病患者吃芹菜的时候要多咀嚼。

菠菜芹菜汁

材料　芹菜、菠菜各 100 克。
做法

❶ 芹菜择洗干净，切段；菠菜洗净，放入沸水中迅速焯一下，捞出凉凉，切段。

❷ 上述食材一起放入榨汁机中，加入适量饮用水搅打成汁即可。

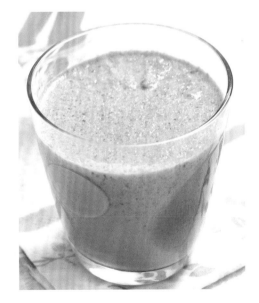

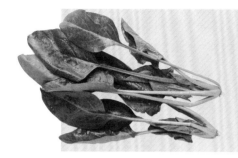

菠菜

延缓餐后血糖上升，使血糖保持稳定

性味归经 ○ 性平，味甘，归肝、大肠、胃经
热　量 ○ 28 千卡
推荐用量 ○ 100～200 克 / 日

对糖尿病的好处

菠菜中所含的膳食纤维可以减缓糖分和脂类物质的吸收，减轻胰岛负担。

对并发症的好处

菠菜中的类胡萝卜素可以减轻太阳光对视网膜造成的损害，对糖尿病视网膜病变有辅助疗效。

怎么吃最好

菠菜可以炒、拌、做汤吃。由于菠菜含草酸较多，为预防形成结石和影响人体对钙的吸收，食用前最好用沸水焯一下再烹调，以减少草酸含量。

菠菜拌绿豆芽

材料　菠菜 200 克，绿豆芽 100 克。
调料　盐、芥末酱、醋、香油各适量。
做法

❶ 菠菜择洗干净，放入沸水中焯透，捞出切段；绿豆芽掐头、根，洗净，烫熟。

❷ 芥末酱放入温水中调匀，加盖闷几分钟至出味。

❸ 将菠菜段、绿豆芽盛入碗中，加入盐、芥末酱、醋、香油，拌匀即可。

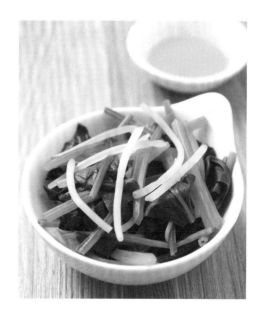

食用须知
由于菠菜中草酸含量较高，伴有肾炎和肾结石的糖尿病患者不宜大量食用。

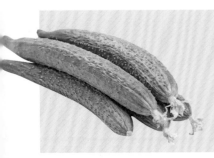

黄瓜 抑制糖类转变成脂肪

性味归经 ◎ 性凉，味甘，入胃、大肠经
热　　量 ◎ 15 千卡
推荐用量 ◎ 100 克 / 日

对糖尿病的好处

黄瓜水分多、热量低，糖尿病患者可用黄瓜代替淀粉类食物充饥。其所含的丙醇二酸有助于抑制糖类转变成脂肪。

对并发症的好处

黄瓜中的膳食纤维有助于促进肠蠕动，可增加胆固醇的代谢，适合肥胖型糖尿病患者经常食用。

怎么吃最好

黄瓜生吃或凉拌，都能很好地保留维生素 C，发挥控糖功效。黄瓜榨汁饮用，可清热利水，且鲜黄瓜中含有膳食纤维，能加速肠道蠕动，降低胆固醇。因此，糖尿病合并肥胖、血脂异常和动脉硬化的患者，常饮黄瓜汁很有益处。

食用须知

有些糖尿病患者干脆拿黄瓜当水果吃，并不可取。黄瓜生食不宜过多。

黄瓜拌木耳

材料 水发木耳、黄瓜各 100 克。
调料 蒜末 3 克，醋、盐、香油、辣椒油各 2 克。

做法

❶ 水发木耳择洗干净，入沸水中焯透，捞出沥干，凉凉，切丝。

❷ 取小碗，放入醋、蒜末、盐、辣椒油和香油搅拌均匀，调成调味汁。

❸ 取盘，放入黄瓜丝和木耳丝，淋入调味汁拌匀即可。

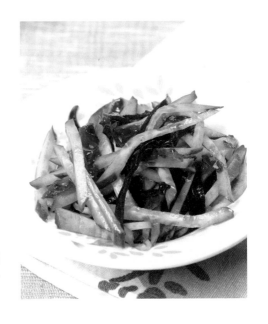

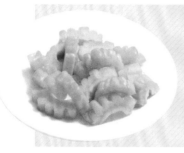

苦瓜 控血糖、修复胰岛

性味归经 ● 性寒，味苦，归心、肝经
热　　量 ● 19 千卡
推荐用量 ● 60~100 克 / 日

对糖尿病的好处

苦瓜中含有一种叫苦瓜苷的物质，素有"植物胰岛素"的称号，它具有控血糖、修复胰岛的作用，可用于糖尿病食疗。

对并发症的好处

苦瓜中的苦瓜苷被誉为"脂肪杀手"，有助于预防心脑血管疾病。苦瓜中的维生素 C 具有保护细胞膜、预防动脉粥样硬化、保护心脏等作用。

怎么吃最好

苦瓜凉拌吃，可以很好地吸收其营养成分。如果用苦瓜炒菜，宜急火快炒，且不要过熟，这样可以较好地保留其控糖成分。

凉拌苦瓜

材料　苦瓜 300 克。
调料　盐 3 克，花椒少许，干辣椒、香油各 5 克。

做法

❶ 苦瓜洗净，去两头，剖两半，去瓤和子，切成片，过凉，捞出，焯熟，沥干；干辣椒洗净，切段。

❷ 锅置火上，放植物油烧热，放入干辣椒、花椒爆香，将油淋在苦瓜上，加盐、香油拌匀即可。

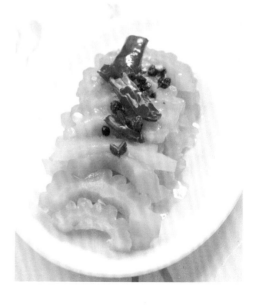

食用须知

心火过衰（面色黯淡、手足发凉）的患者，或者已经发展到阳气不足阶段的糖尿病患者，或者属于脾胃虚弱的人，不宜多吃苦瓜。因为苦瓜味苦性寒，过多食用可能伤及心脏和脾胃功能。

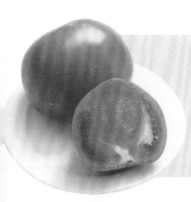

番茄 提高胰岛素受体敏感性

性味归经 ◉ 性微寒，味甘、酸，归肝、胃经
热　　量 ◉ 19千卡
推荐用量 ◉ 100~200克/日

对糖尿病的好处

番茄含有大量的番茄红素，可减少对胰岛细胞及受体的损害，提高胰岛素受体敏感性，使血糖下降。番茄热量低，营养丰富，适合糖尿病患者经常食用。

对并发症的好处

番茄富含维生素C、芦丁、番茄红素及果酸，可降低血胆固醇，预防动脉粥样硬化及冠心病。

怎么吃最好

生吃番茄，能补充维生素C、钾和膳食纤维，对预防心血管疾病和控制体重有利；熟吃番茄，能补充番茄红素和其他抗氧化剂，可以保护血管。

番茄炒丝瓜

材料 丝瓜150克，番茄100克。
调料 葱花4克，盐3克。
做法

❶ 丝瓜去皮和蒂，洗净，切成片；番茄洗净，去蒂，切块。

❷ 锅置火上，倒入适量植物油烧至六成热，加葱花炒出香味，然后放入丝瓜片和番茄块炒熟，用盐调味即可。

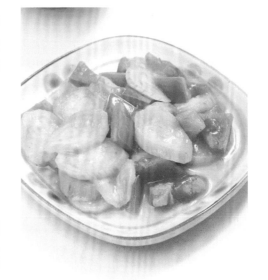

食用须知

吃番茄时不宜空腹，因为番茄中的胶质、果酸等会刺激胃黏膜，与胃酸结合生成结石，造成胃部胀痛。

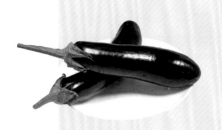

茄子 保护胰岛细胞

性味归经 ◎ 性微寒，味甘，归胃、大肠经
热　　量 ◎ 23 千卡
推荐用量 ◎ 100~200 克/日

对糖尿病的好处

茄子中的膳食纤维可以减少小肠对糖类与脂肪的吸收，有助于减少胰岛素的用量。其所含的维生素 E 是一种天然的脂溶性抗氧化剂，可保护胰岛细胞免受自由基的侵害。

对并发症的好处

茄子含丰富的芦丁，能增强毛细血管的弹性，降低毛细血管的脆性及渗透性，预防微血管破裂出血，降低血压，预防心脑血管疾病。

怎么吃最好

茄子切成块或片后，放入水中略浸泡，可避免茄子变色。紫茄子的皮中含有丰富的维生素 E 和芦丁，食用时不宜去皮，有利于糖尿病患者控制病情。

食用须知

烧茄子因加热温度较高，不仅油腻，也会损失维生素 C，低温烹饪更有利于保持茄子的营养。

蒜泥茄子

材料 茄子 250 克，蒜泥 30 克。
调料 香菜末适量，盐、香油各 2 克。
做法

❶ 茄子去柄，切大片，放入蒸锅中蒸熟，取出，凉凉。
❷ 蒜泥加入盐、香油拌匀制成调味汁。
❸ 将调味汁浇在茄子上，撒上香菜末拌匀即可。

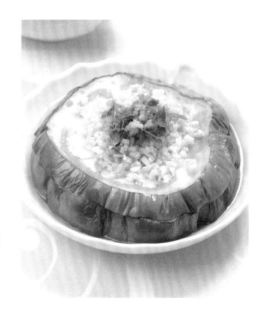

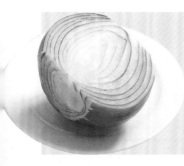

洋葱 刺激胰岛素的合成和分泌

性味归经 ▶ 性温，味辛、甘，归肺经
热　　量 ▶ 40 千卡
推荐用量 ▶ 50 克 / 日

对糖尿病的好处

洋葱所含有的烯基二硫化合物可刺激胰岛素的合成及分泌，具有平稳血糖的功效。洋葱含有类似降糖药物"甲苯磺丁脲"的槲皮素，能帮助维持正常的糖代谢和糖耐量。

对并发症的好处

洋葱含有前列腺素 A，是天然的血液稀释剂，有助于扩张血管、降低血黏度，因而有益于降血压和预防血栓形成。

怎么吃最好

洋葱生吃或凉拌，能最大程度地发挥其降血脂、控血糖的功效。但是洋葱一次不宜食用太多，否则会导致胀气。用洋葱炒菜，宜烹炒至嫩脆且有一些微辣为佳。

食用须知

食用洋葱不可过量，过量食用会产生胀气和排气过多；洋葱对视网膜有刺激作用，患有皮肤瘙痒性疾病和眼疾、眼部充血者不宜多食。

洋葱炒鸡蛋

材料 洋葱 200 克，鸡蛋 1 个。
调料 盐 2 克，姜片适量。
做法

❶ 洋葱去皮，洗净切块，用沸水焯烫一下备用；鸡蛋液加点盐打散，放入油锅炒散成蛋块待用。

❷ 锅中留底油，油热后加姜片爆香，倒入洋葱块翻炒，加盐翻炒几下，加盖 2 分钟，倒入蛋块略翻炒即可。

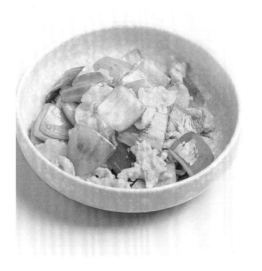

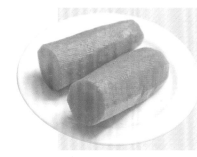

胡萝卜

预防糖尿病慢性心血管并发症

性味归经 ● 性平，味甘，归肺、脾经
热　　量 ● 37 千卡
推荐用量 ● 50~100 克 / 日

对糖尿病的好处

胡萝卜中含有大量的胡萝卜素，有助于清除体内的自由基，保护胰岛细胞免受自由基的侵害，还能保护心血管，辅治糖尿病慢性心血管并发症。

对并发症的好处

胡萝卜含有丰富的 β - 胡萝卜素，在人体内可以转化为维生素 A，能滋养眼睛，减轻糖尿病对眼睛的损害。

怎么吃最好

胡萝卜素属于脂溶性物质，在加热后或油炒后吸收率高，与猪肉、牛肉等肉类搭配食用也可以促进吸收。最佳烹调方法：一是将胡萝卜切成块状，用油素炒；二是与猪瘦肉、牛瘦肉等一起烹饪。

食用须知

食用胡萝卜时宜细嚼慢咽，不宜加太多醋，以免影响营养和口感。

胡萝卜炒肉丝

材料 胡萝卜 200 克，猪瘦肉 80 克。

调料 葱丝、姜丝各 4 克，盐 3 克，料酒、酱油各 5 克。

做法

❶ 胡萝卜洗净，切丝；猪瘦肉洗净，切丝，用料酒、酱油腌渍 5 分钟。

❷ 锅内倒油烧至七成热，用葱丝、姜丝炝锅，下入肉丝翻炒至变色，盛出。

❸ 锅底留油烧热，放入胡萝卜丝煸炒，加盐和适量水，稍焖，待胡萝卜丝熟时，加肉丝翻炒均匀即可。

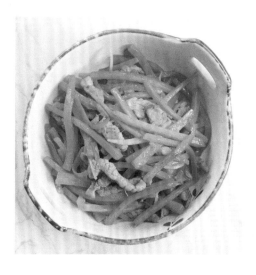

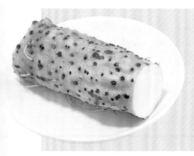

山药 控制餐后血糖上升速度

性味归经 ◦ 性平，味甘，归肺、脾、肾经
热　　量 ◦ 56 千卡
推荐用量 ◦ 60 克/日

对糖尿病的好处

山药含有黏液蛋白和可溶性膳食纤维，能延迟胃排空，控制餐后血糖上升的速度。

对并发症的好处

山药中的黏液蛋白有助于保持血管弹性，降低胆固醇，预防动脉粥样硬化，对预防糖尿病并发冠心病、血脂异常有益。

怎么吃最好

可将山药配白面蒸食以代替主食，还可以将山药去皮后切厚片炒菜，这样吃都能延缓血糖上升速度，还能帮助抵抗饥饿感。

食用须知

新鲜山药一定要煮熟煮透，因为山药中含有一种碱性物质，在高温下才能被破坏；如果没熟透，食用后会造成口腔发麻，甚至引起恶心、呕吐等中毒症状。

番茄炒山药

材料 山药、番茄各 100 克。
调料 葱末、姜末、盐各 2 克，香油适量。

做法

❶ 山药洗净，削皮切片，用开水焯一下捞出；番茄洗净，去皮，切块。

❷ 锅内倒油烧热，爆香葱末、姜末，放番茄块煸炒，倒入山药片，放盐炒熟，滴入香油即可。

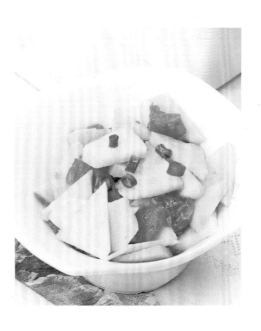

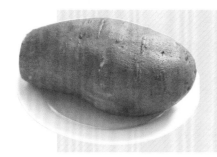

红薯 改善胰岛素敏感性

性味归经 ● 性平，味甘，归脾、肾经
热　　量 ● 99 千卡
推荐用量 ● 60 克 / 日

对糖尿病的好处

红薯虽然淀粉含量较高，但同时富含膳食纤维、维生素 C，有助于改善胰岛素敏感性，适量食用对控血糖有益。

对并发症的好处

红薯富含的 β - 胡萝卜素、维生素 C 具有抗氧化作用，有助于预防动脉粥样硬化，促使皮下脂肪减少，避免出现过度肥胖。

怎么吃最好

食用红薯时应减少主食的摄入量。红薯宜蒸食或煮食，这样可使其控糖功效得到最大程度的发挥。

荷香小米蒸红薯

材料　小米 80 克，红薯 250 克，荷叶 1 张。

做法

❶ 红薯去皮，洗净，切条；小米洗净，浸泡 30 分钟；荷叶洗净，铺在蒸屉上。

❷ 将红薯条在小米中滚一下，裹满小米，排入蒸笼中，蒸笼上汽后蒸30 分钟即可。

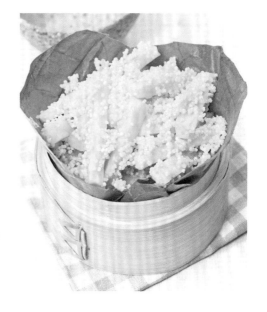

食用须知
最好不要生吃红薯，生吃容易产生呃逆、腹胀等不适症状。胃溃疡患者及胃酸过多的人不宜食用过多。

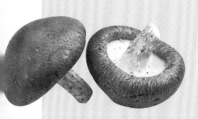

香菇

促进肝糖原合成，减轻糖尿病症状

性味归经 ▶ 性平，味甘，归脾、胃经
热　　量 ▶ 26 千卡
推荐用量 ▶ 50 克 / 日（鲜香菇）

对糖尿病的好处

香菇所含的香菇多糖能调节糖代谢，促进肝糖原合成，减少肝糖原分解，减轻糖尿病症状。此外，香菇富含 B 族维生素，有助于调节血糖水平。

对并发症的好处

香菇富含钾，糖尿病合并高血压的患者经常食用香菇，不仅有助于控血糖，还能控制高血压的发展。

怎么吃最好

将香菇用沸水焯烫一下，可以减少炒时的用油量，降低油脂的摄入，适合糖尿病患者食用。

食用须知

香菇中的很多维生素都是水溶性的，因此不适合长时间浸泡和长时间烹煮，以免营养流失。

香菇油菜

材料　油菜 200 克，干香菇 10 克。
调料　生抽、水淀粉各 5 克，盐 3 克。
做法

❶ 油菜洗净，入沸水略焯备用；香菇用温水泡发，洗净，去蒂，挤干水分，在顶部划十字，用沸水焯烫一下备用。

❷ 锅置火上，放油烧热，放香菇炒至变软，放入油菜翻炒，差不多快熟时放生抽和盐，用水淀粉勾芡即可。

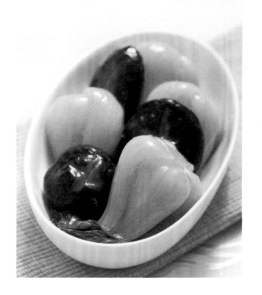

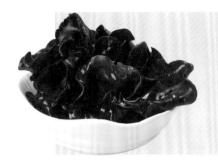

木耳 修复受损的胰岛细胞

性味归经 ◦ 性平，味甘，归胃、大肠经
热　量 ◦ 265 千卡
推荐用量 ◦ 50 克 / 日（鲜品）

对糖尿病的好处

木耳中含有的多糖成分能够修复受损的胰岛细胞，改善胰岛的分泌功能，平稳血糖，具有调节血糖的功效。

对并发症的好处

木耳含钾丰富，对糖尿病合并高血压的患者有较好的辅助调理作用。

怎么吃最好

干木耳烹调前宜用温水泡发，泡发后仍然紧缩在一起的部分不宜吃，会影响健康。多用木耳与蔬菜、荤菜搭配，炒、煮、煨、炖均可，还可用芥末油、醋、蒜凉拌食用。

食用须知

木耳含有一种活性成分，具有抗血小板凝聚作用。因此，患有咯血、呕血、便血及其他出血性疾病的患者不宜多吃。

素烧双耳

材料 干木耳、干银耳各 5 克，枸杞子 10 粒。
调料 葱花、蒜末各适量，盐 2 克。
做法

❶ 干木耳、干银耳泡发，择洗干净，撕成小朵。

❷ 锅置火上，倒入植物油烧至六成热，加葱花、蒜末炒香，放入木耳、银耳和枸杞子翻炒 5 分钟，最后用盐调味即可。

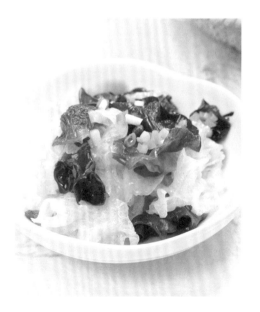

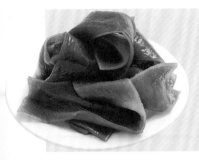

海带 助力控糖

性味归经 ○ 性寒，味咸，归胃、肝、肾经
热　　量 ○ 12 千卡
推荐用量 ○ 30～50 克 / 日（鲜品）

对糖尿病的好处

海带中含有岩藻多糖，能延缓胃排空和食物通过小肠的时间，即使在胰岛素分泌量减少的情况下，也有助于调控血糖。

对并发症的好处

海带含有大量的膳食纤维，能清除附着在血管壁上的胆固醇，降低血脂。其所含的多不饱和脂肪酸有助于降低血黏度，减少血管硬化。

怎么吃最好

海带凉拌、炒制或炖汤都是不错的吃法。海带烹制前可用淘米水先漂洗，烧煮时更易煮熟，也有利于稳定血糖。

食用须知

吃海带后不要马上喝茶，也不要立刻吃酸涩的水果，这两种食物都会阻碍人体对海带中铁的吸收。

胡萝卜炒海带丝

材料 胡萝卜、水发海带各 100 克，柿子椒 50 克。
调料 葱花、蒜片、生抽各 5 克，醋、盐各适量。

做法

❶ 胡萝卜洗净，切丝；海带洗净，切丝；柿子椒洗净，去蒂除子，切丝。

❷ 锅内倒油烧热，爆香蒜片、葱花，放入胡萝卜丝炒至七成熟，再放入海带丝翻炒片刻，放入柿子椒丝炒至熟，加入醋、盐和生抽调味即可。

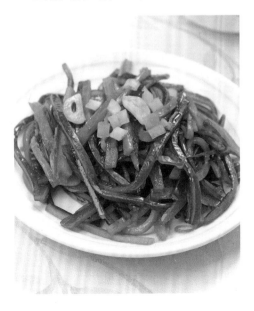

科学吃水果，血糖不蹿高

能不能吃水果取决于血糖控制情况

大多数人认为水果甜度太高，血糖较高者和糖尿病患者不宜食用。其实这种想法是片面的。水果中含有大量的维生素、膳食纤维和矿物质，适量食用对糖尿病患者是有益的。糖尿病患者可在血糖控制较好的前提下适当吃些水果。具体来说，成年人空腹血糖控制在 7 毫摩 / 升以下、餐后 2 小时血糖控制在 10 毫摩 / 升以下时，可适宜食用水果。

水果最好当加餐，两餐之间吃

对于血糖控制较好的糖尿病患者，水果最好作为加餐，也就是两餐之间吃，如上午 10 点或下午 3 点，或睡前 1 小时。不提倡饭后立即吃水果，否则容易导致一次性摄入过多的糖分，致使餐后血糖过高，加重胰腺的负担。

高糖水果要少吃，并避开最甜的部分

要选择含糖量低的水果，含糖量高的水果最好不吃。比如甘蔗、香蕉、火龙果等，含糖量高，血糖生成指数也较高，食后血糖上升较快，最好不吃；而苹果、梨、柚子、橘子等，含糖量较低，可酌情食用。

每天能吃多少水果

严格地讲，患者每天适宜吃多少水果应该由医生进行计算。一般情况下，血糖控制良好的患者，每天食用水果的量不宜超过 200 克（一到两个中等大小的水果），食用时间宜在两餐之间，以免全天总热量超标。

能喝果汁吗

对于喜欢喝果汁的糖尿病患者来说，也可以适当来一点，但是最好不要喝纯果汁，可以加入一些蔬菜打成蔬果汁，如胡萝卜梨汁、苦瓜柠檬汁、西芹苹果汁等。这样糖分减少了，而且蔬菜中含有的膳食纤维可以帮助消化、排泄，促进新陈代谢。

每尝试一种新水果，要在吃水果后 2 小时监测血糖或尿糖，如果对血糖影响大，以后尽量不要吃

90 千卡热量相当于吃多少水果

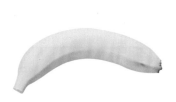

香蕉 150 克
中等大小的香蕉 1 根

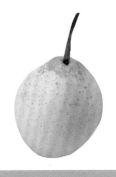

梨 200 克
中等大小的梨 1 个

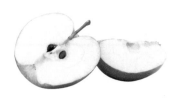

苹果 200 克
中等大小的苹果 3/4 个

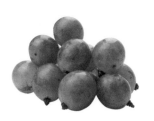

葡萄 200 克
15~16 颗

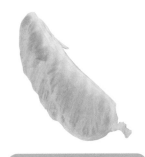

柚子 200 克
约 1 瓣

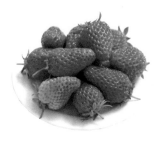

草莓 300 克
12~13 颗

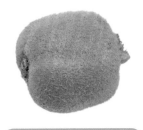

猕猴桃 200 克
中等大小的猕猴桃 1 个

——— 特别提示 ———

番茄、黄瓜等可以生吃，并且食用起来非常方便，可以代替水果吃。

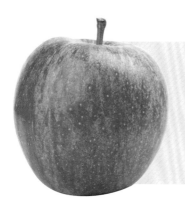

苹果　有助于维持胰岛素敏感性

性味归经 ● 性平，味甘，归脾、胃经
热　　量 ● 52 千卡
推荐用量 ● 1 个 / 日

对糖尿病的好处

苹果含有的铬能提高糖尿病患者对胰岛素的敏感性；苹果酸可以稳定血糖，预防老年糖尿病。此外，苹果中的维生素 C 可维持胰岛素的功能，调节机体血糖水平。

对并发症的好处

苹果含有丰富的钾，能与人体过剩的钠盐结合，使之排出体外，降低血压。此外，苹果富含膳食纤维，能够清除血液中多余的胆固醇。

怎么吃最好

糖尿病患者在吃苹果时要减少主食量，最好在两餐之间食用。吃苹果时宜细嚼慢咽，这样不仅有利于消化吸收，还可延缓血糖升高。

食用须知

不要在饭后立即吃苹果，不但不利于消化，还容易造成胀气和便秘。

苹果玉米汤

材料　苹果、玉米、鸡腿各 100 克。
调料　姜片、盐各适量。

做法

❶ 鸡腿去皮，焯一下；苹果洗净，去皮，切块；玉米洗净，切段。

❷ 锅置火上，倒入适量清水，然后放入鸡腿、玉米段、苹果块和姜片，大火煮沸，再转小火煲 40 分钟，最后加盐调味即可。

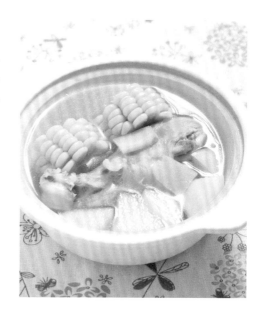

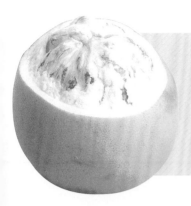

柚子　改善胰岛素敏感性

性味归经 ● 性寒，味甘、酸，归脾、胃、肝经
热　　量 ● 41 千卡
推荐用量 ● 50~100 克 / 日

对糖尿病的好处

柚子中含有的铬可增强胰岛素活性；含有的柚皮素能提高人体对胰岛素的敏感性，还有助于糖尿病患者的体重保持在正常范围内。另外，柚子还能改善烦渴多饮的症状。

对并发症的好处

柚子中含有维生素 C，能够清除体内的自由基，预防糖尿病神经病变和血管病变的发生。此外，柚子是高钾低钠水果，有助于降血压。

怎么吃最好

柚子适合作为加餐食用，血糖控制平稳的患者，可把 200 克柚子与 25 克主食作为同一热量值来进行"交换"。葡萄柚（果肉红色）含糖量稍高于胡柚（果肉黄色），糖尿病患者最好食用胡柚。

食用须知

在服用降压药期间不要吃柚子或饮用柚子汁，否则可能产生血压骤降等不良反应。

双丝拌柚块

材料 去皮柚子肉 200 克，红彩椒、豆腐丝各 25 克。

调料 盐 4 克，香油 3 克，香菜段 10 克。

做法

❶ 柚子肉切块；红彩椒洗净，去蒂除子，切丝；豆腐丝洗净，切短段，放入沸水中焯透，捞出，过凉，沥干水分。

❷ 柚子肉、香菜段、红彩椒丝、豆腐丝放入盘中，加盐和香油拌匀即可。

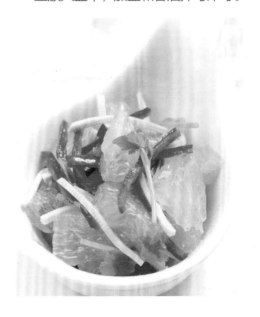

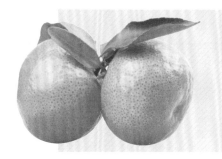

橘子 促进组织对葡萄糖的利用

性味归经 ● 性平, 味甘、酸, 归肺、胃经
热　　量 ● 51 千卡
推荐用量 ● 1~2 个 / 日

对糖尿病的好处

橘子中的维生素 C 有助于维持胰岛素的功能, 促进机体对葡萄糖的利用。此外, 其所含的膳食纤维能延缓葡萄糖的吸收, 降低机体对胰岛素的需求, 延缓血糖上升速度。

对并发症的好处

橘子的丝络中含有芦丁, 有助于血管保持弹性, 减少血管壁的渗透性和脆性, 对预防糖尿病视网膜出血有益。

怎么吃最好

橘子不但适宜生吃, 还可用来做成羹, 吃的时候应该细嚼慢咽, 有助于延缓血糖升高。

番茄橘子汁

材料　橘子、番茄各 100 克。

做法

❶ 橘子去皮, 分瓣, 除子, 切块; 番茄洗净, 去蒂, 用开水烫一下, 去皮, 切小丁。

❷ 将上述食材放入榨汁机中, 加入适量饮用水, 搅打成汁即可。

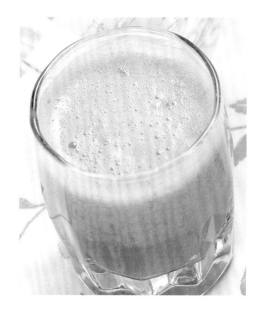

食用须知

橘子一次不宜食用过多, 吃完后一定要及时刷牙漱口, 以免伤害牙釉质。

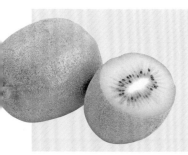

猕猴桃

促进组织对葡萄糖的利用

性味归经 ○ 性寒，味甘、酸，归胃、膀胱经
热　　量 ○ 56 千卡
推荐用量 ○ 100~150 克 / 日

对糖尿病的好处

猕猴桃中的肌醇是天然糖醇类物质，有助于调节糖代谢。此外，猕猴桃富含维生素 C，可以促进组织对葡萄糖的利用，稳控血糖。

对并发症的好处

猕猴桃富含抗氧化成分叶黄素，具有降血压的作用。此外，猕猴桃富含精氨酸，有助于改善血液流动，预防血栓的形成。

怎么吃最好

猕猴桃的食用方法多样，可直接吃、榨汁、制果脯等，也可以酿成酒，或者搭配其他食物，但剥皮后直接生吃最好，可以最大程度保持其中的营养素。

食用须知
便溏腹泻者不宜食用过多猕猴桃。

西芹猕猴桃汁

材料 猕猴桃 150 克，西芹 50 克。
做法

❶ 西芹洗净，去叶，切小段；猕猴桃去皮，切丁。

❷ 将上述食材放入榨汁机中，加入适量饮用水，搅打均匀即可。

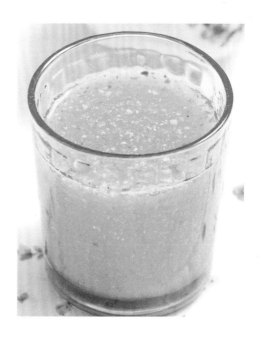

蛋、奶、其他类，为控糖出力

蛋类每周吃多少，要不要去蛋黄

有些糖尿病患者认为蛋黄胆固醇含量太高，害怕吃鸡蛋。其实，大量研究指出，每天吃1个鸡蛋既不会升高血糖、血脂，也不会增加患心脑血管疾病的风险。相反，鸡蛋中的优质蛋白质、维生素等，正是慢性病患者所需要的。一般来说，健康成人每天吃1个鸡蛋即可；血脂异常患者或肥胖者，建议每周吃2~4个鸡蛋，而且最好放在早餐或中餐吃。

喝牛奶补充优质蛋白质，预防骨质疏松

牛奶富含大量的水分、优质蛋白质、钙和适量的脂肪，对血糖、血脂的影响不大，非常适合糖尿病患者补充营养。尤其对于老年糖尿病患者更为重要，老年人发生骨质疏松的概率较高，喝牛奶可强健骨骼。

与普通牛奶相比，低脂奶和脱脂奶中脂肪含量少，低脂奶中脂肪含量小于1.5%，脱脂奶中脂肪含量小于0.5%。低脂奶和脱脂奶以较少的热量提供同样多的钙和蛋白质，且脂肪和胆固醇含量更低，可避免摄入过多的脂肪和胆固醇，非常适合减肥人士以及血脂异常、高血压、冠心病、脂肪肝患者饮用。

坚果作加餐，补充矿物质

糖尿病患者下午加餐能及时补充人体代谢需要，发挥平稳调节血糖的作用。建议上班族糖尿病患者选择低糖蔬菜、少量坚果等作为加餐。

适合加餐的坚果有：核桃仁、西瓜子、开心果、杏仁等，但要计入总热量中。

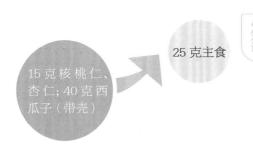

15克核桃仁、杏仁；40克西瓜子（带壳）→ 25克主食

小知识

糖尿病患者如果在早晨喝牛奶，要先吃点馒头、全麦面包等谷类主食，这样可以起到营养素互补的作用。另外，做馒头、发糕等主食的时候加入一些牛奶，不仅美味可口，还能延缓餐后血糖上升速度。

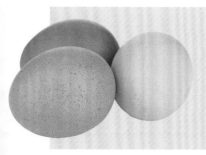

鸡蛋 补充慢性病消耗的营养

性味归经 ▸ 性平，味甘，归脾、胃经
热　　量 ▸ 144 千卡
推荐用量 ▸ 3~7 个 / 周

对糖尿病的好处

鸡蛋含丰富的容易吸收的优质蛋白质及 B 族维生素等糖尿病患者所需的营养物质，既可作为正餐也可作为加餐食用。

对并发症的好处

现代医学研究证实，每日吃 1 个鸡蛋不仅可以供给机体营养，还有预防心血管疾病的作用。

怎么吃最好

糖尿病患者吃鸡蛋应该注意烹饪方法，蒸蛋羹和做蛋花汤最合适，因为这两种做法蛋白质易被消化吸收，且食用油用量少。

食用须知

通常糖尿病患者每天吃 1 个鸡蛋比较适宜；如果吃 2 个或者 2 个以上的鸡蛋，最好只吃其中 1 个蛋黄即可。

鲜虾蒸蛋

材料　鸡蛋 1 个，鲜虾 2 只。
调料　盐、香油、葱末各适量。

做法

❶ 虾处理干净，取虾仁；鸡蛋磕入碗中略搅几下；另一碗加盐、温水，搅动几下。

❷ 在容器的内壁均匀地抹上一层香油，把蛋液、温盐水倒入容器里，放到锅中隔水蒸。

❸ 蒸至七八成熟时，加入虾仁一起蒸至熟，再加入葱末、香油即可。

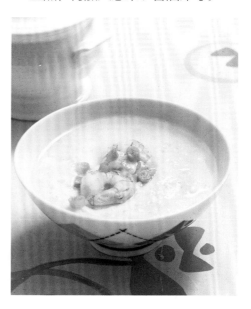

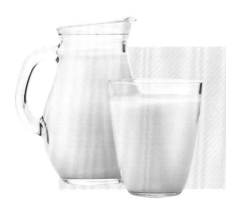

牛奶　促进胰岛素正常分泌

性味归经 ◦ 性平，味甘，归心、脾、肺、胃经
热　　量 ◦ 54 千卡
推荐用量 ◦ 300～500 克 / 日

对糖尿病的好处

牛奶富含钙，有刺激胰岛 β 细胞的作用，能够促进胰岛素的正常分泌，同时还有助于预防骨质疏松。

对并发症的好处

牛奶中的钙可增加尿钠的排泄，减轻钠对血压的不利影响，有利于降血压。此外，其所含的钾可使动脉血管在高压时保持稳定，减少脑卒中的风险。

怎么吃最好

早餐的热能供应占总热能需求的20%～30%，因此，早餐喝一杯牛奶加鸡蛋或加面包比较好；也可以在下午 4 时左右作为晚饭前的饮料饮用。

食用须知

喝牛奶时最好吃些饼干、面包或馒头等富含碳水化合物的食物，千万不要空腹喝牛奶。牛奶不宜长时间高温加热，否则不利于糖尿病患者充分利用其营养物质。

牛奶玉米汁

材料　玉米 150 克，牛奶 300 克。

做法

❶ 玉米洗净，剥粒。

❷ 玉米粒倒入豆浆机中，加适量清水至上下水位线之间，煮至豆浆机提示做好，倒入牛奶即可。

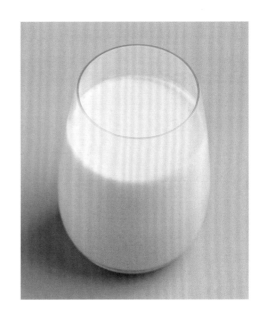

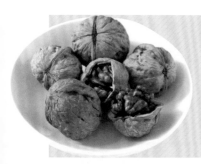

核桃 缓解胰岛素抵抗

性味归经 ▶ 性温，味甘、涩，归肾、肺、肝经
热　　量 ▶ 627 千卡
推荐用量 ▶ 2~3 个 / 日

对糖尿病的好处

核桃含有的多不饱和脂肪酸有助于缓解 2 型糖尿病早期阶段的胰岛素抵抗问题，减少对葡萄糖的过多吸收，对平稳血糖有益。

对并发症的好处

核桃含有的多不饱和脂肪酸可以提升体内一氧化氮的水平，有助于舒张血管平滑肌，使血液流通顺畅，从而降低血压。

怎么吃最好

核桃仁外包裹着一层薄薄的褐色外皮，含有很多营养，最好不要丢弃。可将核桃焯熟之后凉拌食用，营养最好。

食用须知

核桃一次不宜食用过多，否则会影响胃肠消化功能。

核桃仁扒大白菜

材料　大白菜 300 克，南瓜蓉 30 克，核桃仁 20 克。

调料　盐 4 克，料酒、水淀粉各 5 克。

做法

❶ 大白菜取菜帮，去叶，洗净，用手撕成片，放入开水中焯软，捞出，沥干水分；核桃仁掰成小块。

❷ 锅置火上，加适量清水，放入南瓜蓉和核桃仁，用盐和料酒调味，烧至沸腾并煮出香味，加焯过水的大白菜烧至入味，用水淀粉勾芡即可。

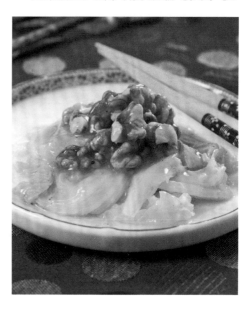

醋　有助于抑制血糖上升速度

性味归经 ▸ 性平，味酸，入肝、胃经
热　　量 ▸ 31 千卡
推荐用量 ▸ 20~40 克 / 日

对糖尿病的好处

醋中的有机酸能够降低蔗糖酶、麦芽糖酶等双糖酶的活性，可降低食物 GI 值，起到抑制血糖上升的作用，有利于改善糖尿病患者的病情。

对并发症的好处

醋中的醋酸可软化血管，帮助糖尿病患者预防动脉硬化。此外，水果醋里含有的钾有助于身体排出过剩的钠，降低血压。

怎么吃最好

醋不仅适用于凉拌菜，在烹调热菜时，加少许醋可以减少盐的用量，还能使菜肴减少油腻感，且能增加香味。

食用须知
醋含有丰富的有机酸，可促进胃酸分泌，因此胃溃疡和胃酸过多者不宜多食醋，以免加重症状。

醋熘大白菜

材料　大白菜 200 克。
调料　醋 20 克，盐 2 克，花椒 5 粒。
做法
❶ 大白菜洗净，切细丝。
❷ 锅置火上，倒入植物油，待油温烧至五成热，下花椒炸至表面开始变黑，捞出，放入大白菜丝翻炒至熟，加入醋、盐调味即可。

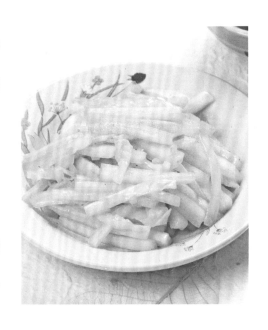

第六章

运动是最好的
降糖药，怎样做
安全又有效

6

运动需要注意的事项

糖尿病患者的运动"三部曲"

热身运动防止拉伤

运动前要做适量的热身运动，其目的在于通过较为缓慢的、渐进的方式，逐步增加运动的强度，以提高心血管系统对运动的适应性，帮助改善关节、韧带、肌肉的柔韧性，避免肌肉、韧带的拉伤等。

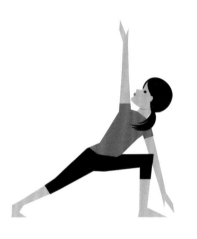

选择什么样的准备活动因人而异。糖尿病患者可以根据自己的情况选择喜欢的方式作为热身，如拉伸腰背、踢踢腿、慢走一会儿等，一般要进行5~10分钟。

准备合适的服装和鞋袜

最好不要选择布鞋：很多患有糖尿病的老年人喜欢穿布鞋散步，觉得布鞋柔软、轻便，价格又低廉。其实，糖尿病患者最好不要选择布鞋，因为布鞋很容易被针、石子等尖锐物扎破鞋底。如果有神经病变，对疼痛的感觉会减弱，脚被扎破也很难察觉，容易引起足部溃疡。

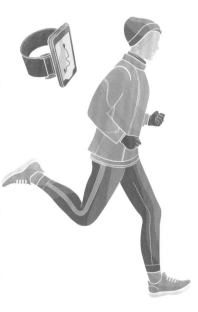

所以，糖尿病患者尤其是老年人，要挑选合适的鞋子，如底硬、垫软、宽头的鞋是较为合适的。在穿鞋前，还要检查鞋子是否有破损、有无沙子等异物存留在鞋内。

选择服装，要随季节而改变：冬季要选择保暖的服装，最好选薄的多层衣服，在运动过程中如果感到热，可以脱掉几件。最外层最好穿羊毛制品等透气性较好的保暖服饰。出门时，耳套、手套等也要记得戴上。

在暖和的季节，糖尿病患者最好选择透气性好的服装。夏季最好预备一顶轻便的帽子，减少阳光直射，避免头部皮肤晒伤。

另外，如果在较潮湿的天气运动，不要穿露膝的运动服饰，以免膝盖受寒。面料上，最好选用质地轻柔、干爽、透气性佳的面料。

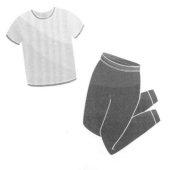

运动计划巧安排

糖尿病患者在制订运动计划时，要充分考虑可操作性和便于长期坚持两个方面。制订运动计划时，要充分了解个人状况：性别、年龄、体形、体力、生活习惯、劳动强度、运动习惯、运动经验、运动爱好等。一定要量力而行，不宜超出自己的体能范围。另外，在制订运动计划时还要注意安全性，运动量要酌情逐步增加。

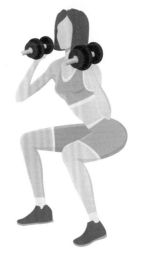

运动计划可以将时间分散，比如一天的运动量是1小时，可以分成三个20分钟，这样更容易坚持。但是也要有个限度，不能太分散，否则会削弱运动效果。

糖尿病患者作息时间安排示例	
6：30	早餐
7：00	运动半小时
8：30	步行15分钟去上班
11：30	口服降糖药
12：00	午餐
12：30	饭后运动20分钟
18：00	下班后步行15分钟回家
18：30	口服降糖药
19：00	晚餐
19：30	晚餐后运动半小时
22：30	如果睡前血糖＜7毫摩/升，最好睡前加餐，以免夜间发生低血糖

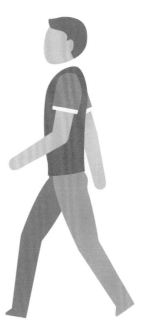

运动时要随身携带的三样东西

1. 糖块或巧克力

运动时，肌肉消耗的热量比静止时要多很多，糖尿病患者如果运动前进餐少，加上注射了胰岛素，很容易因葡萄糖消耗过多而增加低血糖的发生概率。

当出现头晕等症状时，及时吃一块糖（普通的糖果，如水果糖、奶糖等）或者巧克力，可以迅速缓解低血糖症状。

2. 健康卡片

健康卡片是根据患者自己的病情制作的，在发生意外的情况下，可以帮助患者脱离危险。

正面	反面
糖尿病自我保健卡	**糖尿病自我保健卡**
姓名：×××　　年龄：××岁 家庭住址： 紧急联系人电话： 就诊医院： 医生： 所得糖尿病类型： 医生联系电话： 口服药物类型： 胰岛素用量：	你好！ 　我是糖尿病患者，如果发现我行为异常或者昏迷不醒，可能是我出现了低血糖症状，我衣服的口袋中有糖块，请尽快放入我的口中。然后按照卡片另一面的地址和电话通知相关的人，同时，麻烦你尽快送我到医院。 　　　　　　　　　　万分感谢！

3. 日常"部件"

毛巾和水是糖尿病患者运动中不可或缺的，糖尿病患者每次运动前要准备好。如果选择慢跑、快走等运动项目，简便易携带的计步器也是一件法宝。

运动过程中要及时补水

糖尿病患者在运动过程中，除了消耗热量以外，还要消耗大量的水分以及一些矿物质，如果不及时补充，可能会导致机体缺水或电解质紊乱。因此，在运动过程中，经过一段时间（如15～20分钟）要喝些水，而不是等到口渴时再喝。运动时间较短时，矿泉水、淡茶水较适合，水温控制在15～22℃。如果运动时间超过1小时、运动量较大、出汗较多时，最好喝点淡盐水，并适当吃些含糖食物。

糖尿病患者运动后要注意什么

运动后不要马上淋浴

运动后，毛孔处于开放状态，马上淋浴很可能导致毛孔迅速收缩和关闭，使得体内热量不能及时散发，而且很可能引起抵抗力下降。运动后应该用较软的毛巾将汗擦干，待呼吸和心跳恢复正常后再进行温水淋浴。注意水温不宜过高或过低，以免导致肌肉紧张，发生头晕、恶心等症状。

运动后的放松运动

运动后最好再做5~10分钟的放松运动，如原地踏步、慢走、弯腰、踢腿、徒手操、自我按摩、呼吸节律放松操等，以促进血液回流、消除疲劳，避免突然停止活动造成肢体瘀血，回心血量下降，引起晕厥、乏力、恶心、呕吐、眼花、心律失常等。逐渐放慢节奏后，再坐下休息。例如，慢跑20分钟后，逐渐改为快走、慢走，渐渐放慢步伐，然后伸伸腰、踢踢腿，再坐下休息。

做好血糖监测，观察身体反应

运动结束后，要及时测量血糖，了解运动对血糖的影响。这对于用药的调整和血糖的稳定有很大意义，有条件的患者最好自备一台血糖仪。运动后除血糖监测外，还要"监测"一下自己的身体状况，如食欲、睡眠等。如果出现不良状况，应该停止运动，接受专业医生的建议和指导。

运动后不要马上进食

不宜在饭后立即进行剧烈活动，也应避免在剧烈运动后立即进食。运动后，消化系统的血液供应明显减少，胃肠道的蠕动减弱，消化腺的分泌功能也随之下降，如果立即吃东西，会增加消化器官的负担，易引起消化功能紊乱。因此，最好在运动结束30分钟后再吃东西。

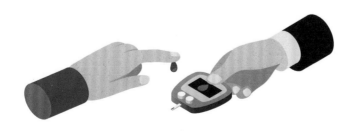

利于控糖的有氧运动

散步：减轻胰岛负担

散步能有效减轻胰岛素负担，稳控血糖。散步可选在公园进行，一边呼吸大自然的新鲜空气，一边放松心情，可谓一举多得。此外，散步也可以在室内进行，不受时间空间的限制，容易坚持。而且，任何年龄段的人都适宜散步。

散步的速度和距离

散步不拘形式，可快可慢，可多可少，宜酌情而定，量力而行。步行距离可酌情逐步延长，中间可穿插一些爬坡或登台阶等。

散步的时间

宜在饭后半小时进行散步。每天不少于 30 分钟，每周不少于 5 次。

散步适宜运动量的表现

散步 10 分钟后心率应在（220 − 年龄）×（60%~70%）。

散步后不感觉疲倦，微微出汗，呼吸略微急促但并不喘粗气，说明运动量比较适宜。

散步的注意要点

散步时应全身放松，眼观前方，自然而有节律地摆动上肢，还可配合摩擦双手、捶打腰背、拍打全身、击掌等动作，这样能够促进血液循环，更有助于平稳血糖。

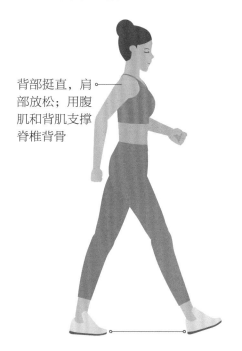

背部挺直，肩部放松；用腹肌和背肌支撑脊椎背骨

步幅的标准是"身高（厘米）−100"

──────\ 特别提示 /──────

散步时不宜穿皮鞋和高跟鞋；衣服要宽松合体。

脚上有炎症的患者应先治疗，不宜"带症"散步。

散步的场地以平地为宜，尽可能选择公园、操场、庭院等环境清静、空气清新的场所。

慢跑：控体重、控血糖

慢跑是有氧运动的一种，能大大消耗热量，控制体重，对保持良好的心肺功能、保护心血管系统大有益处。

慢跑适合哪些人

慢跑属于中等强度的运动，适合年轻、身体条件较好，有一定锻炼基础、无并发心血管疾病的糖尿病患者。

时间和次数

慢跑时，全身肌肉要放松，呼吸要深长、缓慢而有节奏，可两步一呼、两步一吸，也可以三步一呼、三步一吸，宜用腹部深呼吸，吸气时鼓腹，呼气时收腹。慢跑时步伐要轻快，双臂自然摆动。

慢跑的运动量以每天跑15~20分钟为宜，但必须长期坚持。慢跑可分为原地跑、自由跑和定量跑等。原地跑即原地不动地进行慢跑，开始每次可跑50~100步，循序渐进，逐渐增多，持续4~6个月之后，每次可增加至500~800步。自由跑是根据自己的情况随时改变跑步的速度，不限距离和时间。定量跑有时间和距离限制，即在一定时间内跑完一定的距离，从少到多，逐步增加。

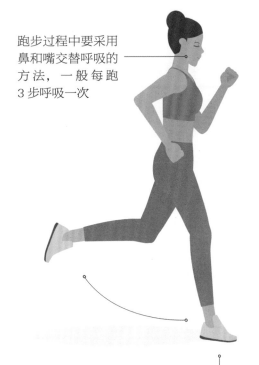

跑步过程中要采用鼻和嘴交替呼吸的方法，一般每跑3步呼吸一次

步幅的大小为身高的60%~70%，既轻松又有节奏感

慢跑时，尽量让足中部和脚跟先着地

⟍ 特别提示 ⟋

对于刚开始运动或者比较胖的人，可以采用走跑相结合的方式，由走逐渐转入跑。

187

快走：燃烧脂肪

快走有助于燃烧脂肪，能减少胆固醇，改善动脉硬化。但是，快走是没有固定速度的，为什么呢？因为每个人的身高、体质、年龄、步幅都不同，某个速度对你来说是快走，对其他人来说可能只是散步。所以，只要在平时步行的速度基础上尽量快一些，达到再快些会感觉不舒服而想要改成慢跑的速度时，这就是适合你自己的快走速度。与打球、游泳、骑车等较激烈的运动相比，快走更容易坚持。

正确的快走方法

- 开始快走，持续 5 分钟。
- 测脉搏。快走暂停后马上测量是关键。用食指、中指、无名指按住手腕脉搏测量 15 秒钟。
- 用刚测量到的数字乘以 4。
- 确认是否达到了"170－年龄"，这是较适宜的运动心率，并以此调整步行速度。

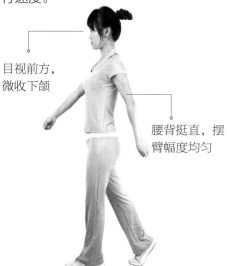

目视前方，微收下颌

腰背挺直，摆臂幅度均匀

踢毽子：锻炼全身

踢毽子运动量不大，却能使全身得到活动。踢毽子不仅使下肢的关节、肌肉、韧带得到锻炼，同时也能充分活动腰部，可以说较适合糖尿病患者。

正确的踢毽子方法

背部稍弯曲，眼睛看着毽子，将脚抬起，用脚的内侧去踢毽子。踢毽子过程中手臂自然摆动，身体要放松。

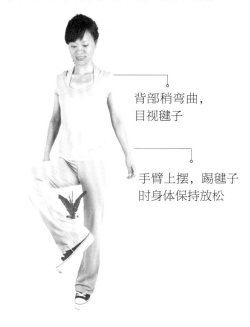

背部稍弯曲，目视毽子

手臂上摆，踢毽子时身体保持放松

＼ 特别提示 ／

踢毽子对场地要求不高，只需一小块比较平坦的空地即可。

中老年人在踢毽子之前一定要将身体活动开，以免在运动的过程中出现拉伤、扭伤。

在踢毽子时，除了腿部之外的其他部位要放松，不能过于僵直。

八段锦：增加热量消耗，防肥胖

练习八段锦可增加热量消耗，减轻体重，舒缓情绪，改善胰岛素抵抗，使血糖得到良好控制。

预备式

并步站立，头正颈直，两臂垂于体侧。左脚开步，与肩同宽。随着吸气，两臂内旋、侧起。随着呼气，画弧合抱于腹前，微屈膝。练习过程保持顺畅呼吸。

第一式：两手托天理三焦

三焦即包括五脏六腑的身体系统，通过双手上托，缓缓用力，可有效抻拉手臂、肩背，同时，双臂反复地上举、下落，还可锻炼肘关节、肩关节和颈部。

操作方法

1 两手在腹前交叉，继而上托至胸前。

2 翻掌上撑，目视两手。两臂继续上撑，腰背竖直，目视前方，保持2秒钟。

3 两臂从两侧下落至腹前，指尖相对、掌心向上，微屈膝下蹲。

4 接着做同样动作，共6次。

上托 ————

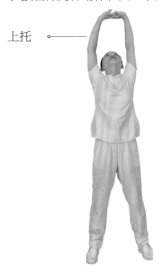

第二式：左右开弓似射雕

该动作通过"左右开弓"的姿势达到肝肺二脏相互协调、气机条畅的生理作用。经常练习能够增加肺活量，消耗脂肪，使精力充沛。

操作方法

1 左脚向左侧开半步，直立；两手在胸前交叉，左手在外。

2 左手呈八字掌向左推出，右手呈拉弓形状置于右肩前；同时，马步下蹲；目视左手方向。

3 起身重心移至右腿，左腿自然伸展；两手变掌，左手位置不动，右手向右前方画弧至与肩同高；目视右手方向。

4 左脚收回成并步站立，两臂弧形下落至小腹前，指尖相对、掌心向上。

5 接着做右侧动作，方向相反；一左一右为1次，共做3次。最后一拍，右脚收回，与肩同宽，微屈膝，两手置于腹前。

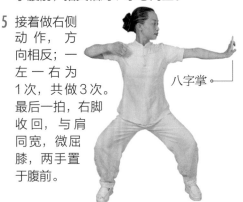

八字掌 ————

第三式：调理脾胃须单举

这个动作可以牵拉腹腔，对腹腔内脏有一定按摩作用。常做这个动作有助于消化吸收，增加热量消耗。

操作方法

1 从屈膝状态起身，左手经体前上托于胸前，右手微微上移，左手指尖指向斜上方，右手指尖指向斜下方。

2 两手同时翻掌，左手上撑、右手下按，目视前方。

3 屈膝下蹲，左手从体前下落，右手经体前上移，两手同时回到小腹前，指尖相对、掌心向上。

4 接着做右侧动作，方向相反。一左一右为1次，共做3次。

5 最后一拍，左手不动，右手从前下落至右髋旁。

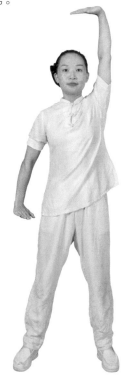

第四式：五劳七伤往后瞧

该动作可以调节大脑与脏腑联络的交通要道——颈椎；同时挺胸，刺激胸腺，有助于增强免疫和体质。

操作方法

1 从屈膝状态起身，两臂自然向斜下方伸展，掌心向上。

2 头向左后转；两臂外旋，肩胛骨收紧。

3 头转正；两臂画弧，于髋关节两侧按掌；屈膝下蹲；同起始动作。

4 接着做右侧动作，方向相反；一左一右为1次，共做3次。

5 最后一拍，两臂弧形下落继而上托至腹前，屈膝下蹲。

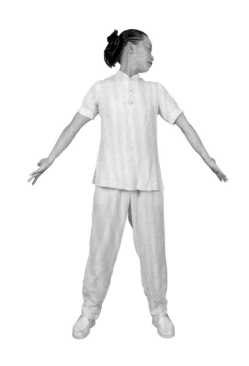

第五式：摇头摆尾去心火

这个动作强调放松，放松是由内到外、由浅到深的锻炼过程，使形体、呼吸轻松舒适无紧张感。常做这个动作，有助于消除腰部、臀部的多余脂肪，并能舒缓情绪，有益身体调养。

操作方法

1 右脚开步，两掌上托至头顶。两掌从两侧下落，置于大腿，虎口朝内，马步下蹲，目视前方。重心微起。

2 身体右倾，重心移至右腿。身体前俯，目视右脚脚尖。身体前俯，重心移至左腿，目视右脚脚跟。向右前方顶髋，同时头向左、向后绕环 1/4 周。髋关节按照前、左、后的顺序绕环。

3 头回正，目视前方；同时，髋回正，回到马步姿势。

4 接着做另一侧动作，方向相反。一左一右为 1 次，共做 3 次。

5 由马步状态起身，两手从体侧上托，右脚回收至与肩同宽。微屈膝下蹲，两掌从面前下按至腹前，指尖相对。

第六式：两手攀足固肾腰

该动作对生殖系统、泌尿系统以及腰背部的肌肉都有调理作用，有助于预防肥胖，调节血糖水平。

操作方法

1 转指尖朝前，屈手上举；从屈膝状态起身。两掌指尖相对经面前下按至胸前。

2 翻掌，变掌心朝上，从腋下向后反穿，继而用掌心摩运后腰至臀部。

3 体前屈，两掌摩运腿的外侧和后侧，经过两脚外侧，直至盖于脚背上；目视前下方。

4 两掌前伸，起身挺直，两臂顺势上举，目视前方。共做 6 次。

5 两手从前方自然下落，指尖朝前，屈膝下蹲。

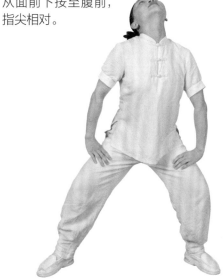

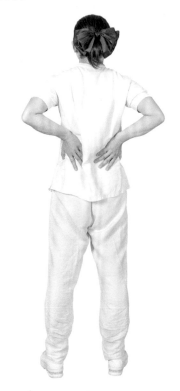

第七式：攒拳怒目增气力

这个动作马步冲拳，怒目瞪眼，可刺激肝经系统，使肝血充盈、调和气血。常做这个动作，能够燃烧腰腿部脂肪，强健筋骨。

操作方法

1 左脚向左侧开半步成马步，两手握固于腰间，冲左拳。目视左手方向，怒目瞪眼。

2 左手由握固变掌，拇指一侧朝下、掌心朝左。左臂向左旋，左手抓握往回收，握固于腰间。

3 接着做右侧动作，方向相反。一左一右为1次，共做3次。

4 左脚收回成并步站立，两手变掌落于体侧。

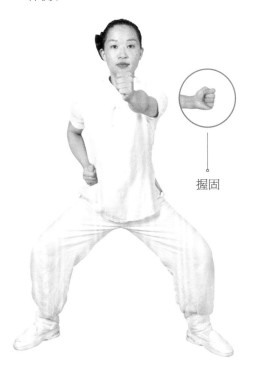

握固

第八式：背后七颠百病消

背后七颠是全套动作的结束。连续上下抖动使肌肉、内脏、脊柱放松，再做足跟轻微着地振动，起到整理的作用。这个动作有助于全身血液循环，对调节血糖有益。

操作方法

1 提踵。

2 脚跟下落一半。

3 脚跟振地。

4 共做7次。

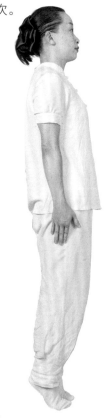

收势

两掌合于腹前，体态安详，周身放松，呼吸均匀，气沉丹田。

游泳：提高胰岛素作用

游泳是一项全身运动，几乎所有的肌肉群和内脏器官都要积极参与，能增强各器官和系统的功能，使身体得到全面锻炼；能改善胰岛素抵抗，提高胰岛素敏感性，从而有助于调节血糖。事实上，游泳对大多数糖尿病患者都适合，尤其是肥胖的糖尿病患者，因为它能起到控糖、减肥两个作用，可谓一举两得。

同时，游泳还可愉悦心情，有助于患者调养。游泳时水流和波浪对身体表面的摩擦和冲击对人体产生一种特殊的按摩作用，这种按摩可以使人身心放松，缓解不良情绪。

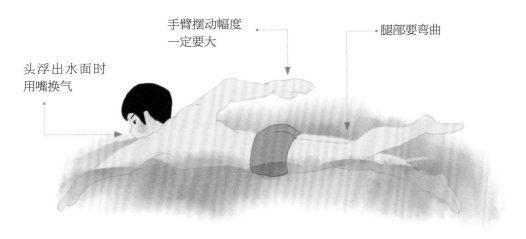

手臂摆动幅度一定要大

腿部要弯曲

头浮出水面时用嘴换气

游泳运动量

游泳的运动量要因人而异，量力而行。对于游泳爱好者，即使是年轻力壮者，每周高强度运动（游泳后脉搏频率120~140 次 / 分）不宜超过 2 次；而中年人则以中等运动量（游泳后脉搏频率90~110 次 / 分）为宜，不要进行运动量过大的游泳锻炼；老年人最适宜小运动量和中等偏小的运动量（游泳后脉搏频率 70~80 次 / 分）的游泳锻炼。

> **特别提示**
>
> 糖尿病患者应注意做好自救防范，有助于在意外状况下转危为安。糖尿病患者在游泳时，如果心理上过分紧张，偶尔不适呛水，可能造成惊慌失措，乱抓乱蹬，身体下沉，其直接原因是动作变形，得不到水的支撑。这时应保持心理放松，踩水吸气或仰卧水面，调整好呼吸后再缓慢游进即可。

哪些人适合游泳

游泳适用于大多数糖尿病患者，一般认为，2型糖尿病肥胖者和血糖控制较平稳的患者，以及1型糖尿病稳定期患者均适宜。

入水前要做哪些准备

游泳前可以用温水擦擦身再入水。这是因为温水（30～40℃）能带走身上的部分热量，这样会使人的体温与游泳池内的水温接近，下水就不会感觉到很冷。

入水前要做好准备活动，可以做广播体操或各种拉伸动作，做好准备运动后再下水，能预防头晕、恶心、抽筋或拉伤等。

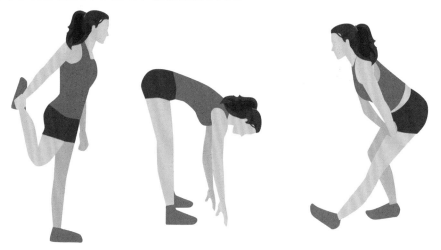

什么时间适合游泳

糖尿病患者最好在餐后1小时再游泳，不可空腹或饭后立即游泳，也不可酒后游泳。空腹游泳容易发生低血糖反应。饭后游泳会影响消化，甚至出现胃痉挛、呕吐、腹痛等。

酒后游泳容易出现低血糖。此外，酒精会抑制肝脏的正常生理功能，妨碍体内葡萄糖的转化与储备，影响大脑的判断能力，增加意外的发生风险。

———————— ╲ 特别提示 ╱

双脚出现皮肤损伤、溃烂的糖尿病患者不宜游泳，以免造成感染。

游泳时应随身携带糖尿病卡及饼干、糖果等含糖食物，以备发生低血糖时能马上得到救治。

游泳后应立即擦干皮肤表面的水，穿好衣服，以免受凉；同时可简单活动四肢，有助于消除疲劳。

游泳虽好，但并非人人适宜。选择此项运动前，最好先到医院进行必要的医学检查，以排除心脑血管疾病。如果已经患有冠心病、高血压等，则不可盲目参加游泳锻炼。

骑自行车：改善糖代谢

自行车可以作为环保的交通工具用来代步、出行，现在越来越多的人将自行车作为健身器材了。长期骑自行车能改善糖尿病患者糖代谢及血糖控制水平，改善糖尿病并发血脂异常，预防心血管病的发生。

骑车锻炼的地点选择

骑车锻炼时应当选择空气较好的公园、郊区等，尽量不要在人多车多的市区马路骑行，因为汽车尾气及尘土对运动中的人危害很大。骑自行车时，由于运动量加大，心肺功能增强，如果无法避开废气和尘土，会吸入更多的有害气体，短期内使人感到不舒服、干咳，时间长了人会头疼、浑身无力。长年累月在马路上骑车锻炼，被动吸入的废气还可能引发肺部疾病。

臀部受力要均匀，这样可减缓臀部和腰部疲劳，还能减轻双臂的负担

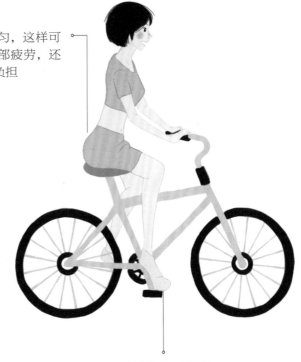

可用脚的不同部位轮流用力

> **特别提示**
>
> 车座太硬的，可用泡沫塑料做一个柔软的座套套在车座上，以减少车座对下体的摩擦。
>
> 调整车座的高度和角度。车座太高，骑车时臀部必然左右错动，容易造成身体的擦伤；车座前部上翘，容易损伤下体。
>
> 骑车时间较长时，要注意变换骑车姿势，使身体的重心有所移动，以防身体某一点长时间着力。
>
> 初骑变速车时，速度不要太快，时间也不要太长，待身体适应后再加速、加时。

乒乓球：控制体重、促进糖代谢

乒乓球运动强度适中，在运动中能够消耗体内多余的脂肪，具有减肥控糖的效果，非常适宜肥胖的糖尿病患者练习。

运动要领

训练前一定要做好准备活动，包括慢跑、关节的旋转及牵拉，以免造成手腕、腰部等损伤。

其次，打球时不要单面运动，总是一个角度，老打正手或是反手，这样容易出现肌肉劳损。

此外，通常半小时为一节比较好，在休息的时候可稍微走一走放松肌肉，消除疲劳。

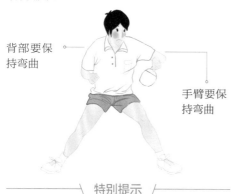

背部要保持弯曲

手臂要保持弯曲

特别提示

由于乒乓球运动需要双人配合，运动强度不能由自己完全支配，因此，为了保证合适的运动量，选择对手时一定要慎重。

乒乓球是一种竞技性运动，糖尿病患者在打乒乓球时，切勿争强好胜，保持一颗平常心，才能够收到较好的控糖效果。

羽毛球：改善胰岛素敏感性

通过羽毛球运动可以改善胰岛素的敏感性，提高身体利用葡萄糖的效率，也可以减轻胰岛素分泌的负担。

操作方法

在接球的时候，一定要力争在身体上方击球，不要等球落到颈部的时候才出手，这时候就晚了。握羽毛球拍的时候手臂尽量保持放松，以便灵活发挥手腕的力量。

注意在接球的时候身体的快速移动，击球要快，并保持好与对手的适当距离。

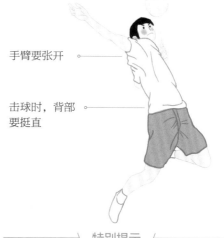

手臂要张开

击球时，背部要挺直

特别提示

羽毛球属于剧烈运动，因此在打球之前一定要将身体活动开。

运动时最好换上适宜的运动衣和运动鞋，因为打羽毛球动作比较大，穿上运动衣和运动鞋更有利于动作的舒展。

一定要选择宽敞、阳光充足的场地，这样在打球时动作才能完全舒展开。

腹肌练习操：调节血脂

腹肌练习操能够消除腹部赘肉，燃烧腹部多余脂肪，不仅能保持人体曲线美，还能有效调节血脂和血糖。

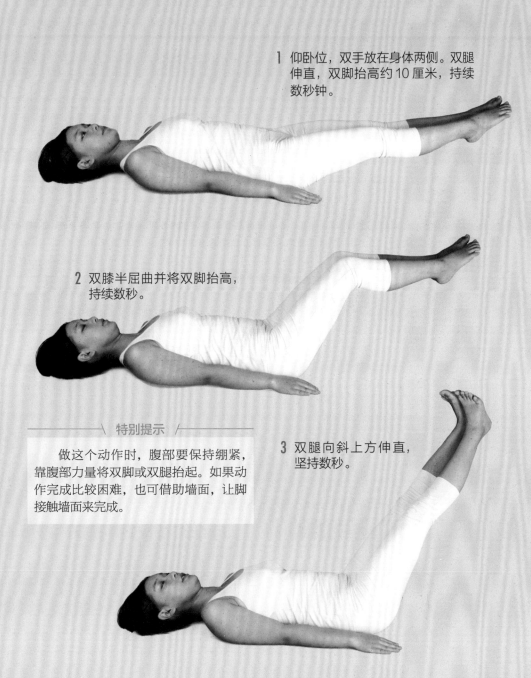

1 仰卧位，双手放在身体两侧。双腿伸直，双脚抬高约 10 厘米，持续数秒钟。

2 双膝半屈曲并将双脚抬高，持续数秒。

——\ 特别提示 /——

做这个动作时，腹部要保持绷紧，靠腹部力量将双脚或双腿抬起。如果动作完成比较困难，也可借助墙面，让脚接触墙面来完成。

3 双腿向斜上方伸直，坚持数秒。

地板游泳操：减少脂肪堆积

众所周知，游泳是一项全身性运动，有助于提高心肺功能和胰岛素功能。但是，如果不能每天都坚持去游泳馆，怎么办呢？

在地板上游泳，无疑是一种很好的替代方案。地板游泳操对时间和场地没有过多要求，随时随地都可以进行，同样能帮助身体各个部位燃烧脂肪、减轻体重，对于控血糖大有裨益。

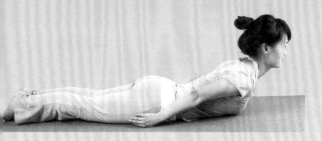

1 趴在地板上，双手自然贴放在身体两侧，运用腰部力量让上半身尽量抬起。

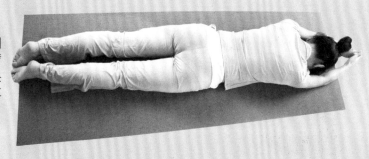

2 模仿在水中手臂的划水动作，屈肘使双臂慢慢举向头顶，在头顶轻击双掌，然后再展开回归身体两侧。

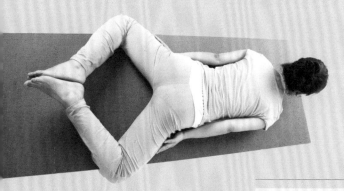

3 两脚紧贴，两膝分开向两侧弯曲，模仿踩水动作，然后打开双脚尽量往两侧伸展。

4 将动作1、2、3连贯完成，在地板上完成一套游泳动作。

—— 特别提示 ——

这套动作先做10次，待身体逐渐适应了运动节奏，再逐步增加运动次数。每天运动时间控制在半小时以内为宜，重在坚持。

分腿深蹲：减少内脏脂肪堆积

分腿深蹲能充分活动下半身肌肉，增强基础代谢，减少内脏脂肪堆积，改善内脏功能，促进肠道蠕动和血液循环，改善消化不良和便秘，这对于血糖、血脂的调节都很有益。每天做 2 次即可，具体时间不限。这个动作还能使下半身肌肉更加紧致，减少腰臀和大腿的赘肉；还能纠正骨盆不正，髋关节也会变得柔软，因此让身姿和步态都得到改善。

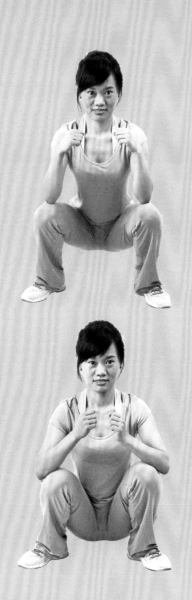

操作方法

分腿深蹲的要领是尽可能打开髋关节下蹲，脚掌着地，用力，双肘弯曲，轻握拳头，置于面部下方。

简化版动作

髋关节较硬或腰疼的人，能够蹲下来就行。坚持一段时间等能够完全蹲下，再按照右上图完成即可。

\ 特别提示 /

深蹲对整个下肢和躯干都有强烈的刺激，应注意避免用力过猛而拉伤腿部肌肉。动作尽量放缓，注意调整呼吸，整个过程要保持匀速。

以分腿深蹲的姿势前后运动

以分腿深蹲的姿势左右运动

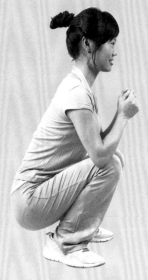

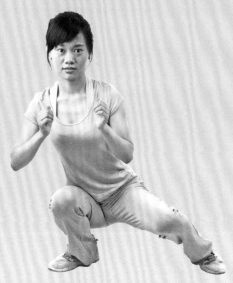

1 保持基本姿势，然后开始将腰部向前移动，此时，脚掌尽可能抓住地面。

1 保持基本姿势，然后将腰部向右移动，此时，脚掌尽可能抓住地面。

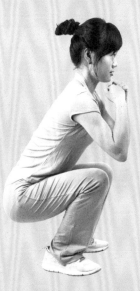

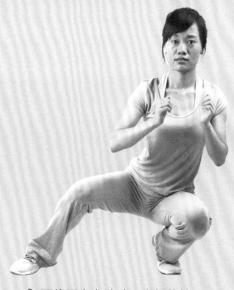

2 将向前移动的腰向后移动。有规律地做5遍。

2 再将腰向左移动。有规律地做5遍。

蝗虫功：促进基础代谢

该动作可以缓解腰骶部疼痛，促使腰臀部脂肪分解，促进代谢，对糖尿病、便秘等都大有裨益。

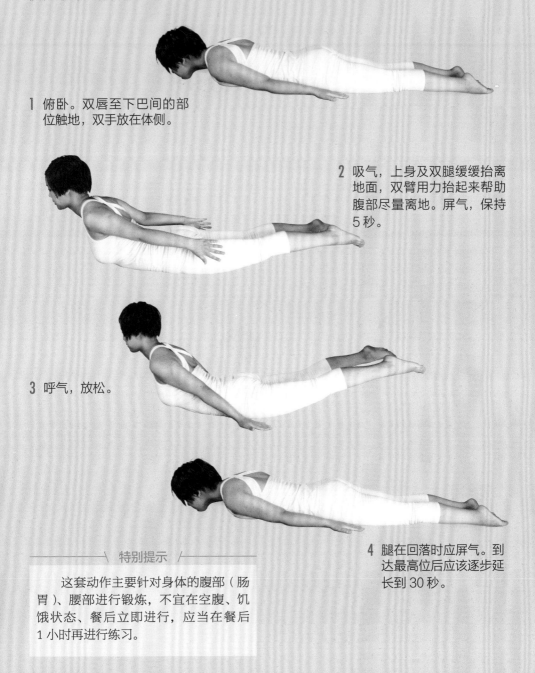

1 俯卧。双唇至下巴间的部位触地，双手放在体侧。

2 吸气，上身及双腿缓缓抬离地面，双臂用力抬起来帮助腹部尽量离地。屏气，保持5秒。

3 呼气，放松。

4 腿在回落时应屏气。到达最高位后应该逐步延长到30秒。

\ 特别提示 /

这套动作主要针对身体的腹部（肠胃）、腰部进行锻炼，不宜在空腹、饥饿状态、餐后立即进行，应当在餐后1小时再进行练习。

猫伸展式瑜伽：收紧腹肌消脂肪

　　猫伸展式瑜伽能活动整个脊柱，放松肩颈部，收紧腹肌。不仅能缓解女性痛经，还能改善月经不调和子宫下垂。它还有助于消除腰部、腹部多余的赘肉，可以纤体瘦身，对于糖尿病患者减轻体重、调节血糖和血脂也有帮助。

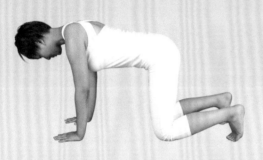

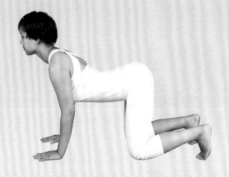

1 跪坐在地板上，双手扶地，自然呼吸。抬起臀部，两手掌在膝盖前方着地，双膝和小腿也着地，做动物准备爬行的姿势。

2 吸气，抬头，臀部上提，双臂直撑于地，收紧背部肌肉，保持该姿势5秒。

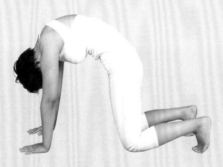

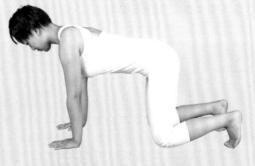

3 呼气，小腹回缩，垂头，背部拱成圆形，保持该姿势5秒。

4 两臂伸直，垂直于地面，回到先前动物爬行的姿态，再重复这个动作5~10次。

───── ╱ 特别提示 ╱ ─────

　　练习这个动作时，房间的温度应该保持在中等偏暖，不要太热，也不要太冷。避免在阳光直射下练习。此外，需要准备专业的瑜伽垫或者铺上一条防滑垫等。可赤足练习，如果太冷可以穿着袜子。注意把身上的首饰都取下来。

虎式瑜伽: 减少脂肪堆积

虎式瑜伽能锻炼大腿后侧及臀部, 使脊柱得到充分伸展, 放松坐骨神经, 同时还能够减少腰部、腹部、大腿区域的脂肪堆积, 有助于糖尿病患者减轻体重, 控制血糖。

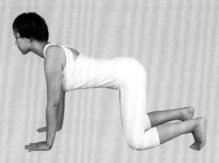

1 跪坐于地, 臀部落于两脚跟上, 上身挺直。上身前倾, 双手支撑地面, 臀部抬高, 学爬行动物四肢着地。

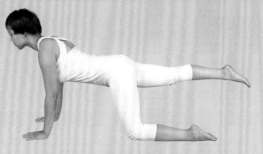

2 目视前方, 缓慢吸气, 左小腿贴地不动, 然后将右腿笔直地向后上方伸展。

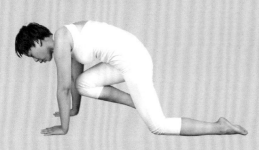

3 吸气结束后闭气, 右膝弯曲, 膝盖向下方收回, 但不着地, 自然低头, 保持该姿势5秒。

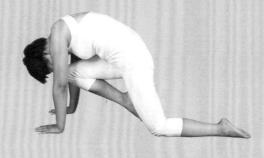

4 呼气, 右腿向上接近胸部, 同时将头部低下, 鼻尖贴着右膝, 背部向上拱起。

5 把右腿伸向后上方, 重复整个过程, 两腿各做3~5次。

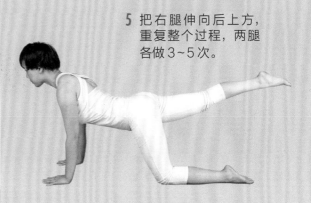

特别提示

有患者在练习这一式时, 常常在固定一个姿势几分钟后活动身体时, 觉得腿部乃至全身发麻。这其实是在提示血液循环不畅, 尤其是下肢问题严重。可以在练习之前做一些简单的热身活动, 有助于后续动作的完成。

杜鹃式瑜伽：改善疲劳助调养

　　杜鹃式瑜伽伸展了腰部、背部和腿部的肌肉，可以缓解这些部位的酸痛，有助于消除脂肪堆积，还能改善身体的疲劳状态，对于糖尿病患者的调养很有帮助。

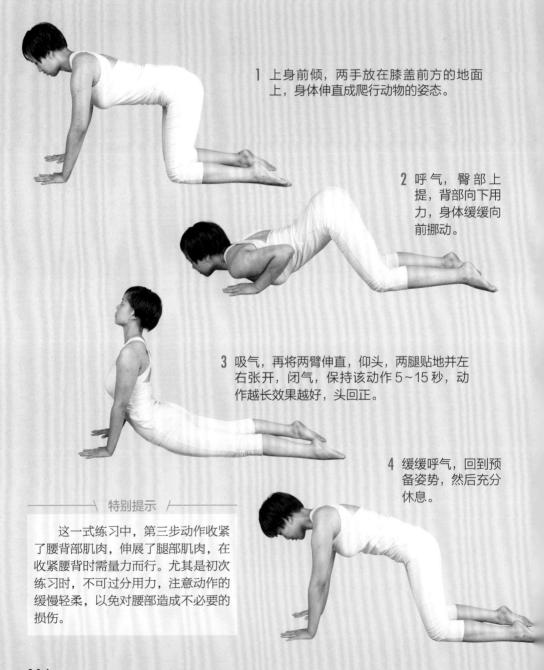

1　上身前倾，两手放在膝盖前方的地面上，身体伸直成爬行动物的姿态。

2　呼气，臀部上提，背部向下用力，身体缓缓向前挪动。

3　吸气，再将两臂伸直，仰头，两腿贴地并左右张开，闭气，保持该动作5~15秒，动作越长效果越好，头回正。

4　缓缓呼气，回到预备姿势，然后充分休息。

\ 特别提示 /

　　这一式练习中，第三步动作收紧了腰背部肌肉，伸展了腿部肌肉，在收紧腰背时需量力而行。尤其是初次练习时，不可过分用力，注意动作的缓慢轻柔，以免对腰部造成不必要的损伤。

简单易做的控糖小动作

椅子健身法：轻松消脂控血糖

这套健身法简单易行，患者在家中借助椅子即可完成。轻轻松松的几个动作，就能有效帮助患者消脂肪、控血糖。

操作方法

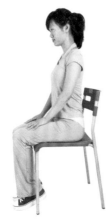

1 坐在椅子上，伸直身体，做一次深呼吸，紧腰收腹。保持姿势4~6秒，重复4~8次。

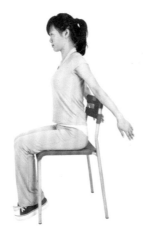

2 坐在椅子上，伸直身体，两肩向后用力使背肌收紧，两肩胛骨靠拢。保持姿势4~6秒，重复4~8次。

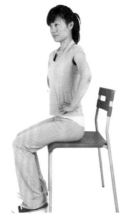

3 坐在椅子上，两手叉腰，两脚踩地，左右转动腰部至最大幅度，重复8~12次。

—— 特别提示 ——

患者应注意椅子的选择，应当选择稳定性好、有一定重量的椅子。练习场地应整洁平坦，但不能过于光滑，以免运动中用力时使椅子翻倒。

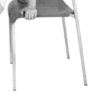

4 坐在椅子上，身体紧缩收腹，双手用力支撑，收紧臀大肌，并使臀部从椅子上微微抬起。保持姿势4~6秒，重复4~8次。

踏车运动：燃烧脂肪控体重

这套小动作形似踏车，对腿部脂肪的消除非常有效。患者如果长期坚持练习，能有效减轻体重，平稳血糖。

操作方法

1 平躺在床上，将双腿抬起，屈膝让大腿和小腿之间呈 90 度角，双手抱头。

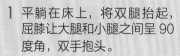

2 将其中一只脚踢出，踢出的脚面尽量绷直，这样才能拉伸小腿肌肉。

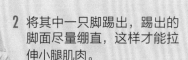

3 双脚轮流如踏车般重复刚才的动作，要用大腿带动小腿的活动，这样效果才会更好。

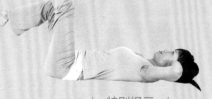

—— 特别提示 ——

初次练习，时间以 3 分钟左右为宜，以免运动量过大造成腿部肌肉酸痛或损伤。之后练习可循序渐进，逐渐增加运动时间与次数。

仰头、屈肘、扭腰运动：活跃全身调血糖

这套动作简单易做，同时活动了肩部、肘部、腰胯部等，可宣通肺气，促进全身血液循环，对调节血糖很有帮助。每天早上抽 5~10 分钟时间做一做，能使自己一整天神清气爽。

操作方法

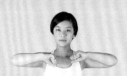

1 双臂上举仰头，挺胸吸气，动作还原时呼气，重复 6 次。

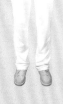

2 屈肘运动。双臂平举吸气，屈肘呼气，重复 6 次。

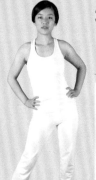

3 扭腰运动。双手叉腰，向左右扭腰，重复 4~6 次。

—— 特别提示 ——

刚开始练习转体运动时，腰胯部的柔韧性可能不足，因此动作幅度、练习时间都要根据自身情况而定，不要盲目进行练习，以免造成损伤。

睡前枕头操：平稳血糖促睡眠

不用去健身房，不需要专业的健身器械，善用枕头再配合各种小动作，就能放松颈椎、腰肌、双腿，达到改善睡眠、控制体重、平稳血糖的目的。

操作方法

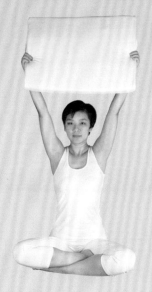

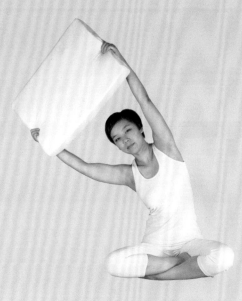

1 侧腰伸展。双腿盘坐，双手抓住枕头两边举起，高过头顶。吸气时向上伸展，呼气时腰弯向一侧，保持 2 次呼吸。

2 肩膀拉伸。盘坐，双手抓住枕头两边。吸气时双臂向上抬高，保持 2 次呼吸。呼气时上身向一侧扭转，保持 2 次呼吸。吸气时还原，反向重复同样的动作。

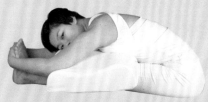

3 双腿、背部伸展。取坐位，双腿前伸，将枕头放在腿上。呼气时上身压向枕头，头侧向一边，保持 5 次呼吸。吸气时还原。

> 特别提示
>
> 这套动作的目的是放松身心，从而达到促进睡眠、平稳血糖的目的。因此练习时应注意动作的和缓，避免动作过于剧烈而导致失眠。

双臂舒展：瘦身又控糖

　　这样一套瘦身操如果能坚持每天睡前锻炼 10 分钟左右，就能达到瘦身、控糖效果。

操作方法

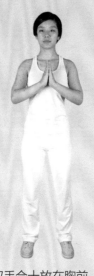

1 双手合十放在胸前。

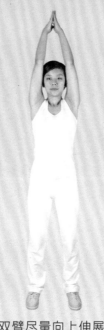

2 双臂尽量向上伸展，保持 10 秒。

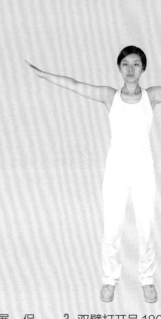

3 双臂打开呈 180 度。

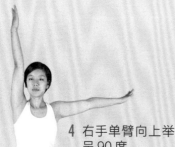

4 右手单臂向上举呈 90 度。

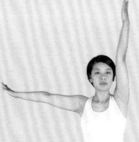

5 双臂展开呈 180 度，复原后左臂抬起上举呈 90 度。

特别提示

　　进行第二步动作——双臂保持向上伸展时，要注意达到 10 秒的时间要求，时间过短达不到瘦身效果。